ÉTUDES SUR LES EAUX MINÉRALES

DE

BOURBON-L'ARCHAMBAULT,

FAITES PENDANT L'ÉTÉ DE 1858,

PAR M. GRELLOIS,

MÉDECIN PRINCIPAL, SECRÉTAIRE DU CONSEIL DE SANTÉ DES ARMÉES,
OFFICIER DES ORDRES IMPÉRIAUX DE LA LÉGION D'HONNEUR ET DU MEDJIDIÉ
(DE TURQUIE),
MEMBRE DE LA SOCIÉTÉ D'HYDROLOGIE MÉDICALE DE PARIS, ETC.

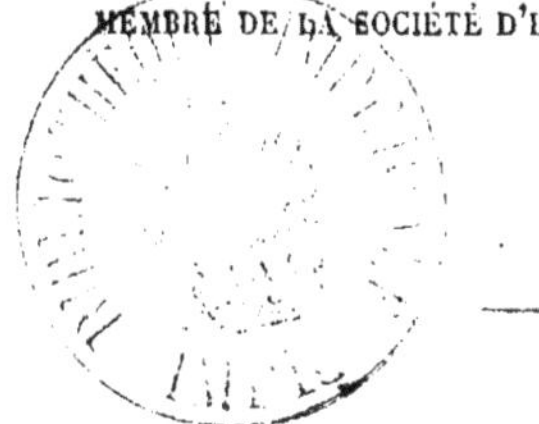

PARIS

LIBRAIRIE DE LA MÉDECINE, DE LA CHIRURGIE ET DE LA PHARMACIE MILITAIRES

VICTOR ROZIER, ÉDITEUR,

RUE CHILDEBERT, 11,

Près la place Saint-Germain-des-Prés.

1860

Imprimerie de Cosse et J. Dumaine, rue Christine, 2.

ÉTUDES SUR LES EAUX MINÉRALES

DE

BOURBON-L'ARCHAMBAULT.

FAITES PENDANT L'ÉTÉ DE 1850 (1).

GÉOGNOSIE.

Vers le centre de la France s'élève un vaste plateau d'origine volcanique et dont la base granitique, cachée dans les profondeurs de l'écorce terrestre, reçoit, en couches diversément inclinées, les terrains de sédiment au-dessus desquels on la voit quelquefois affleurer.

Trois éléments géologiques bien différents constituent donc cette gibbosité centrale : des roches primordiales, des déjections volcaniques, qui se sont fait jour à travers les fentes et les brisures de celles-ci ; des terrains neptuniens, qui sont venus recouvrir l'écorce primitive, et sont souvent, eux-mêmes, recouverts par les produits plutoniques. Cependant, l'action volcanique s'efface, généralement, du centre à la circonférence, et, sur les bords du plateau, on voit régner exclusivement les roches sédimentaires, à travers lesquelles viennent parfois surgir quelques soulèvements primordiaux. Dans le département de l'Allier, où se perdent les dernières assises de ce plateau, le trias recouvre presque partout le granit, et détermine l'allure ondulée du sol, qui caractérise cette contrée.

La région qui nous occupe est une des plus riches de France en eaux minérales, mais sa double composition, volcanique au centre, sédimentaire à la circonférence, fait

---

(1) Extraites d'un rapport adressé au Conseil de santé.

pressentir que les eaux doivent également différer de caractères généraux, selon leurs points d'origine et la nature des terrains qui leur donnent naissance. Les unes sont surtout alcalines gazeuses, les autres surtout salines.

Sur l'emplacement où l'on a construit Bourbon s'élève un îlot de granit, séparé en quatre collines par des dépressions peu profondes. En dehors de ce point circonscrit, mais surtout en s'avançant vers l'Auvergne, la contrée se compose de marnes irisées et de grès bigarrés, et sous ces terrains triasiques viennent affleurer, à 15 ou 16 kilom. de la ville, des assises puissantes de schistes bitumineux et de houilles qui s'inclinent rapidement dans la direction de Bourbon. Des dépôts de charbon existent sans doute dans son voisinage immédiat, et n'en sont détournés que par les masses granitiques.

Telle est, indiquée à grands traits, la constitution géologique du bassin de Bourbon ; — terrains sédimentaires de l'âge triasique, marnes, grès et houilles, recouvrant des granits dont on voit, çà et là, des affleurements, mais surtout à Bourbon même.

C'est dans l'intervalle que laissent entre elles deux de ces collines primordiales que sourdent les eaux thermales, à travers une fissure de la roche granitique elle-même, à 233 m au-dessus du niveau de la mer.

Quelle est, au milieu de ces divers éléments géologiques, la voie que suivent ces eaux thermales entre leur origine souterraine et leur point d'émergence ?

On peut émettre, à ce sujet, deux opinions principales : 1° la source jaillit directement du granit, après avoir traversé l'épaisseur immense de cette roche, à l'aide des fissures qui résultent du refroidissement de la masse. L'eau vient ainsi d'une profondeur plus grande que celle de la surface granitique inférieure, d'où elle s'élève par suite de l'énorme pression qu'elle subit, en vertu de sa profondeur même et de sa haute température. Dans cette hypothèse la constitution géologique de la contrée resterait, en quelque sorte, étrangère à la minéralisation des eaux, qui n'auraient pu se charger de principes fixes qu'aux dépens de la roche contenante. Mais d'où viendraient, alors, le plus grand nombre de ces principes ? d'où viendraient, entre autres, ces prodigieuses masses de chlorures? Auraient-elles été puisées dans le sol avant d'arriver dans le réservoir sous-granitique? Mais les eaux les auraient abandonnées, ainsi que les autres principes fixes, en quittant la forme liquide pour passer à l'état de vapeurs. Elles ne pouvaient donc se minéraliser qu'après leur période de vaporisation et dans leur retour à l'état liquide.

Dans cette hypothèse encore, le degré de thermalité ne s'explique pas mieux que la minéralisation, et les eaux devraient arriver au jour avec une température plus élevée que celle qu'elles ont réellement. A cette grande profondeur l'eau, chauffée à plus de 100°, exerce une pression énorme et tend à se vaporiser dès qu'elle trouvera l'espace nécessaire à son expansion ; elle s'insinue dans les moindres fissures de la roche et élève notablement la température de celle-ci. Or cette température, une fois acquise et communiquée par rayonnement aux parties voisines, ne peut plus baisser ; par conséquent, l'eau qui traverse ces différents milieux, soit liquide, soit en vapeur, doit perdre peu de son calorique, et l'on aurait peine à comprendre qu'elle n'arrivât au Griffon qu'avec une température de 51 à 52°.

2° Admettons, au contraire, une nappe d'eau apportant de son origine météorique de l'oxygène, de l'azote et un peu d'acide carbonique, et s'infiltrant, à travers les débris volcaniques de l'Auvergne, sur un point quelconque, entre les couches sédimentaires et la roche primitive, suivant le plan incliné que celle-ci lui présente entre la montagne et l'obstacle que viennent former les collines granitiques de Bourbon. Cette nappe liquide est en rapport, au moyen des eaux atmosphériques, avec tous les éléments géologiques de la contrée ; les chlorures résultent du passage des eaux sur les sels gemmes des marnes triasiques ; l'excès d'acide carbonique se dégage des houilles ; la matière organique elle-même est fournie par ces antiques forêts qui ont servi de refuge à d'innombrables espèces animales ; l'action de l'acide carbonique sur les roches silicatées, si bien reconnue par M. Ebelmen, nous expliquera la présence de la silice. Rappelons, à ce sujet, que l'illustre Berzélius considérait les sources chaudes contenant de la soude et sursaturées d'acide carbonique comme le dernier symptôme de l'action encore existante des volcans anciens (*Ann. de chim. et de phys.*, t. 28, p. 390).

Dans cette hypothèse, la température du point d'émergence correspond à la température acquise au point le plus profond du parcours de la veine liquide, soit, — en admettant une chaleur initiale de 12° avant de pénétrer dans le sol, et une élévation moyenne de 1° pour 30^m d'abaissement vertical, — une profondeur d'environ 1200^m.

M. Daubrée a démontré, dans son beau mémoire sur le métamorphisme des roches, que l'eau suréchauffée (dans ses magnifiques expériences il la portait à 400° environ), soumise, par conséquent, à une énorme pression, exerce une action des plus énergiques sur les roches avec lesquelles elle est en contact; elle les désagrège, opère de remarquables dissolutions, forme des composés nouveaux. Ce savant ingénieur démontre aussi que la vapeur d'eau, dans les mêmes conditions, détermine de semblables effets. Nous n'avons point, il est vrai, dans l'hypothèse que nous venons de développer, d'eau suréchauffée, mais la pression énorme à laquelle elle est soumise suffit à l'explication des phénomènes et rend un compte satisfaisant de la minéralisation de nos eaux.

Suivant P.-P. Faye (1), l'origine des eaux de Bourbon est inconnue; cependant, il assure qu'elles viennent du sud-est, descendent du faubourg de la paroisse, et suivent une ruelle latérale avant de surgir, en bouillonnant, sur la petite place des Capucins. Nous ne connaissons aucun indice de cette route tracée par Faye, non plus que des assertions du docteur Thouvenel, cité par cet auteur, qui aurait suivi ces eaux et se serait assuré de leur trajet jusqu'au Montet, à quatre lieues de Bourbon. Si cette trace a existé elle semble avoir disparu. Quoi qu'il en soit, si l'observation de Faye et de Thouvenel est exacte, elle vient en aide à l'explication que nous avons adoptée.

M. Saladin, dans son *Hydrographie du département de*

---

(1) Faye père, fils et petit-fils, ont été successivement médecins-inspecteurs des eaux de Bourbon-l'Archambault.

l'Allier, émet l'opinion que toutes les eaux thermales *gazeuses* sont dues à la combustion des houilles pyriteuses, qui leur envoient du calorique, de l'acide carbonique et de l'azote; il applique cette hypothèse à Bourbon-l'Archambault et à Néris, localités reposant sur des terrains houillers qui forment un cercle de 15 à 20 lieues de diamètre; par rapport à Néris, Commentry, qui en est distant de 5 lieues, a une partie de ses houilles en combustion depuis plusieurs siècles. Cette hypothèse, émise depuis longtemps, a été combattue comme explication générale, et sans rechercher ce qu'elle peut avoir de vrai pour Néris, nous ne pouvons l'admettre pour Bourbon, dont les houilles ne donnent aucun indice de combustion.

Enfin, l'origine probable, suivant M. l'ingénieur Boulanger, de la source de Bourbon, est « une fissure qui sépare le terrain du gneiss de la pegmatite. »

ABONDANCE.

Pendant de longues années, on a attribué à ces eaux un volume que nous avons été bien loin de leur trouver. Jusqu'en 1858, on assurait que leur débit n'était pas inférieur à 2,400 m. c. par 24 h., chiffre répété dans tous les écrits modernes dans lesquels il est traité de Bourbon-l'Archambault : mais, dès les premiers jours de notre arrivée, nous avons reconnu combien une telle opinion était erronée, et nous avons déclaré que le volume des eaux devait à peine atteindre 300 m. c. D'après nos observations, MM. Levallois, inspecteur divisionnaire des mines, et Pigeon, ingénieur du même corps à Moulins, voulurent bien procéder à un jaugeage qui permit de reconnaître la vérité de notre appréciation : on trouva 260 m. c. d'eau, environ.

Dans un rapport adressé au Conseil de santé des armées, nous exprimions l'espoir que le curage des bassins de la source pourrait augmenter ce rendement, et nous avons eu la satisfaction d'apprendre que nos prévisions s'étaient encore réalisées. Cette opération a été exécutée et le volume actuel des eaux s'élève à plus de 1100 m. c.

Il semble donc probable que Faye, qui indiquait, en 1804, un débit de 2,400 muids (648 kilolit.), n'avait point exagéré;

mais les conduits s'étaient graduellement engorgés, depuis, par les matières que les eaux déposent en arrivant au contact de l'air, et par de nombreuses substances venues du dehors.

PROPRIÉTÉS PHYSIQUES.

Aspect. — L'eau, vue dans les bassins, paraît verte, teinte qu'elle doit à la présence des oscillaires qui en tapissent le fond ou les parois. Puisée dans un vase, elle est parfaitement limpide et incolore. En se refroidissant, elle ne perd pas sa limpidité, mais elle se couvre d'une pellicule dans laquelle l'œil, armé du microscope, ou même d'une loupe, découvre aisément l'un des modes de cristallisation du carbonate de chaux.

Du fond des puits qui renferment la source, s'échappent incessamment des bulles de gaz qui viennent se dégager à la surface et font paraître les eaux dans un état constant d'ébullition. Le matin, le soir, et par les temps froids, les puits et le bassin réfrigérant sont surmontés d'une épaisse vapeur, qui disparaît sous l'influence de la chaleur diurne.

Toucher. — Cette eau est douce et légèrement onctueuse au toucher.

Odeur. — Elle est complétement inodore, lorsqu'elle est chaude. Nous n'avons pas remarqué, non plus que les nombreux baigneurs que nous avons interrogés, qu'elle acquière, par le refroidissement dans un lieu clos, une odeur hépatique prononcée. Ce fait est cependant exprimé par les auteurs anciens et par le médecin inspecteur actuel lui-même, M. Regnault. On comprend, toutefois, que, dans certaines circonstances, il puisse se développer une odeur de cette nature, qui n'indiquerait nullement la présence de principes sulfureux dans l'eau, mais qui résulterait de la décomposition lente des sulfates par la matière organique avec laquelle ils sont en contact.

Saveur. — Cette eau possède une saveur légèrement salée, qu'elle perd en se refroidissant pour devenir âcre et nauséabonde, suivant M. Regnault, alcaline, suivant M. Pâtissier. Ces diverses expressions rendent mal cette saveur, mais nous n'en avons pas trouvé de meilleure à y substituer. Cette différence d'impression sapide, entre l'eau chaude et l'eau froide, ne saurait tenir qu'à la présence ou à l'absence de l'acide carbonique. Ce qui le prouve, c'est que, réchauffées, elles ne reprennent pas leur saveur première, mais sont nauséabondes. Faye fait, à ce sujet, remarquer avec raison qu'une eau minérale froide, légèrement chargée de gaz acide carbonique, a un goût acidule très-sensible, et qu'une eau thermale, où ce gaz est au moins aussi abondant, n'a pas cette saveur. « Le dégagement de ce gaz par le calorique, son mélange avec des principes qui le neutralisent, je ne connais pas, dit-il, d'autre cause de cette singularité. »

Densité. — Suivant Faye, la pesanteur spécifique de ces eaux est à peu près égale à celle de l'eau distillée.

Cette appréciation n'a aucune valeur, puisque la densité d'une eau gazeuse varie nécessairement en raison de son degré de saturation par les gaz; elle n'est donc pas la même à la source et au moment où on la boit; elle varie avec la pression atmosphérique et le temps pendant lequel l'eau puisée reste exposée à l'air.

Voici le résultat de quelques recherches que nous avons faites à ce sujet, en opérant à l'aide d'un densimètre de Salleron, indiquant la densité des eaux de source et de rivière, depuis 0,996 jusqu'à 1,005 (l'eau distillée, à la température de 4°, étant prise pour 1,000).

A 51°,47, densité inférieure à.	0,996,00
34,63. . . . . . égale à.	0,997,00
21,50.	1,000,80
20,00.	1,001,05
17,00 (après 24 heures de repos). . . .	1,001,39
4,00.	1,002,60

Tant que le gaz est dissous abondamment dans l'eau, le densimètre plonge de manière à indiquer une faible densité ; puis, les bulles se dégageant et venant se fixer aux parois de l'instrument, elles l'élèvent bien au delà de ce que ferait l'eau par sa véritable densité. Il faut donc, avant de faire la lecture, émerger l'instrument afin de laisser échapper les bulles adhérentes, et c'est ainsi qu'après 24 heures nous avons trouvé la densité (à 4°) de 1002,60. En opérant plus tard, les résultats seraient moins exacts, parce que l'eau laisse promptement déposer des carbonates, qui ne sont en solution qu'à l'aide d'un excès d'acide carbonique. Ces opérations, quelque soin qu'on y apporte, sont donc toujours peu certaines et peu importantes lorsqu'il s'agit d'eaux gazeuses.

Température. — On a longtemps attribué aux eaux de Bourbon-l'Archambault une température de 60°, et nous trouvons ce chiffre répété dans un grand nombre d'ouvrages qui font mention de ces thermes. Quelques personnes cependant, s'en rapportant à leur propre expérimentation plutôt qu'à la tradition, ont indiqué 52°.

Il résulte des observations que nous avons faites chaque jour, pendant l'été de 1858, que ces eaux jouissent d'une température moyenne de 51°,25, avec un maximum de 51°,98 et un minimum de 50°,40. Cette température varie donc dans les limites de 1°,58, mais il est difficile d'assurer que les écarts ne puissent être plus considérables (1).

On compte, en France, 15 stations thermales dont la température des eaux surpasse celle de la source qui nous occupe.

PROPRIÉTÉS CHIMIQUES.

On possède plusieurs analyses de ces eaux. La première est due à Boulduc (2), qui a fait à cette source l'application d'une nouvelle méthode d'analyse, celle qui consiste à remplacer la distillation par l'évaporation ménagée des eaux dans des capsules de verre. J. Paschal (3), Chomel (4), Venel (5) et F. Faye (6), nous ont laissé le résultat de leurs

---

(1) Le détail de ces observations thermométriques a fait l'objet d'une communication à la Société météorologique de France, insérée dans le tome 7e, année 1859, des Bulletins de cette Société.

(2) *Essai d'analyse en général des eaux minérales chaudes de Bourbon-l'Archambault*, mémoires de l'Académie des sciences, 1729.

(3) *Traité des eaux de Bourbon-l'Archambault*, 1699, in-12,

(4) *Traité des eaux minérales, bains et douches de Vichy, etc.*, 1734, in-12.

(5) *Aquarum Galliæ mineral. analysis*, 2 vol. in-4°, manuscrit.

(6) *Essai sur les eaux min. et médicinales de Bourbon-l'Archamb.*, 1778, in-8°.

recherches sur ce sujet. On comprend que ces travaux n'aient plus qu'une valeur historique.

Longchamp a reconnu dans ces eaux de l'acide carbonique libre, du bicarbonate de soude, du sulfate de soude et de potasse, du sel marin, un peu de silice, des carbonates de chaux, de magnésie et de fer.—Voici les résultats des analyses les plus récentes :

PRINCIPES MINÉRALISATEURS.	P. FAYE. 1834.	SALADIN. 1838.	O. HENRY. 1842.	OBSERVATIONS.
	g	g.	g.	
Carbonate de chaux. . .	2,370	1,120	0,507	Dans l'analyse de M. Henry, les carbonates sont à l'état de bicarbonates. Les carbonates neutres seraient : Carbon. de chaux. 0.369 *Id.* de magnésie. . . . . 0,300 *Id.* de soude anhydre. . 0,260
Id. de magnésie. . .	1,520	0,470	0,470	
Id. de soude anhydre.	0,530	0,365	0,367	
Id. de fer	0,500	»	»	
Sulfate de chaux. . . .	»	»	0,220	
Id. de soude. . . .	0,540	0,250		
Id. de potasse. . . .	q ind.	»	0,011	
Chlorure de calcium. . .	»	»	0,070	
Id. de magnésium.	»	»		
Id. de sodium . . .	1,780	1,075	2,240	
Id. de potassium. .	»	»	traces.	
Bromure alcalin.. . . .	»	»	0,025	
Silicate de chaux	»	»	0,370	
Id. d'alumine. . . .	1,800	0,265		
Id. de soude. . . .	»	»	0,060	
Oxyde de fer (à l'état de crénate)..	»	0,095	0,017	
Matière organique. . . .	0,800	0,025	q ind.	
TOTAUX. . .	9,840	3,665	4,357	
Gaz acide carbonique. .	3,000	0,425	1/6 du volume envir.	
Id. acide hydrosulfuriq.	q ind.	»	»	

Cette eau contient, d'après des recherches faites en commun par MM. Chatin et Hattier, en 1851 :

Iodures alcalins.	0,0001
Bromures.	0,0020

D'après les mêmes auteurs, les gaz dissous ont un volume de 0^{l},302 par litre, et sont composés de :

Acide carbonique.	0,764
Oxygène.	0,022
Azote.	0,189
	0,975

Les gaz qui se dégagent naturellement sont composés de :

Acide carbonique.	0,667
Oxygène.	0,101
Azote.	0,432
	1,200

Les travaux de M. Boursier, ancien ingénieur des mines, pour le dosage de l'iode et du brome, lui ont offert les proportions suivantes :

Iode.	0g,000033
Brome.	0g,001266

quantités fort minimes, sans doute, mais dont les effets peuvent être appréciables. Il a trouvé du *manganèse* dans les dépôts formés par les eaux.

Le même chimiste a cherché à apprécier, pendant plusieurs mois, la quantité de chlore et de résidu de l'eau de Bourbon ; le tableau ci-dessous contient le résultat de ces divers essais exécutés sur un litre d'eau :

DATE DE LA PRISE D'EAU.	Résidu d'évaporation et dessiccation dans le vide.	Résidu calciné au rouge.	Partie soluble.	Partie insoluble.	Précipité par le nitrate d'argent.	Chlore correspondant.
Novembre 1849...	3,347	3,082	2,750	0,332	4,339	1,072
1er décemb. 1849	»	»	»	»	4,406	1,089
1er janvier 1850..	3,280	3,080	2,755	0,335	4,386	1,084
1er février.	»	»	»	»	4,465	1,104
1er mars. . . .	3.246	3,164	2,790	0,371	4,418	1,093
1er avril.	3,291	3,121	2,791	0,330	4,405	1,089
1er mai.	3,816	3,069	2,771	0.298	4,415	1,092
Moyenne.	»	3,142	2,771	0,351	4,408	1,088

M. Boursier conclut, de ces expériences, que, pendant les sept mois indiqués ci-dessus, la source de Bourbon a conservé une composition invariable, les différences trouvées ne pouvant être attribuées qu'aux erreurs ordinaires d'observation.

Du 9 au 11 septembre 1856, MM. Caillat et Gautheron ont trouvé de résidu pour 1000g d'eau :

Dans la piscine, avant le bain. . . .	2g,60
Au grand puits.	4g,00
Au petit puits.	2g,80

Le 26 juillet 1858, M. Gautheron et nous, avons trouvé dans l'eau des grands puits, 4g,185.

Qui ne serait frappé des dissidences qui existent entre ces différentes analyses, soit partielles, soit totales, d'une eau qu'on est tenté de supposer toujours identique à elle-même ?

En ne prenant que la totalité des principes minéralisateurs, nous les voyons, dans une analyse, représentés par 9g,840, tandis que, dans une autre, ils sont exprimés par 3g,665. Eh bien ! il faut accuser l'un des auteurs ; — tous deux peut-être, d'une inhabileté, d'une inexactitude incroyables, ou admettre qu'il est survenu d'importantes modifications dans la minéralisation de nos eaux. Saladin se rapproche assez de M. Henry pour qu'on puisse croire qu'ils sont l'un et l'autre voisins de la vérité ; mais, quoique l'analyse de Faye ne semble pas mériter une confiance bien absolue, rien, cependant, n'autorise à dire qu'il ait pu commettre une erreur aussi considérable. Nous pouvons donc croire, mais sous toutes réserves, et malgré les recherches si précises de M. Boursier pendant sept mois consécutifs, que la somme des principes minéralisateurs de ces eaux est extrêmement variable puisque, dans l'espace de quatre ans, ils auraient diminué dans l'énorme proportion des deux tiers, environ, pour être revenus, quatre ans après, à la moitié de leur quantité primitive. — Nous ne faisons qu'appeler l'attention sur ce sujet, qui demande évidemment de nouvelles recherches.

Quant à l'examen particulier de chacun des principes constituants, nous pensons que les divergences tiennent principalement, sinon à l'habileté des opérateurs, du moins au degré de perfection des méthodes d'analyse.

Le *chlorure de sodium* est le principe dominant, et sa proportion est telle qu'il doit imposer à ces eaux le rang qu'elles occupent dans la classification des sources minérales. Ce sont évidemment des eaux *chlorurées sodiques*.

Cette prédominance absolue n'est indiquée, il est vrai, que dans une analyse, mais c'est la plus moderne, et c'est, hâtons-nous de le dire, celle qui offre le plus de garanties d'exactitude. D'ailleurs, dans les deux autres, un seul principe paraît l'emporter, c'est le *carbonate de chaux,* et dans le travail de M. Henry, les carbonates occupent le second rang. Ce sont donc, si l'on veut, des eaux *chlorurées sodiques carbonatées.*

Nous avons peu de remarques à faire relativement aux trois *carbonates ;* nous ferons seulement observer que, quoique les trois analyses indiquent leurs quantités par des chiffres très-différents, le rapport entre leurs proportions respectives reste à peu près le même ; ce sont, par ordre d'abondance, les carbonates de *chaux,* de *magnésie*, de *soude.*

Les *sulfates de chaux* et de *soude* sont peu abondants, et se trouvent d'ailleurs dans presque toutes les eaux. Il n'en est pas de même du *sulfate de potasse*, indiqué par Faye et par Longchamp, méconnu par M. Saladin, et dosé par M. Henry à l'aide d'un réactif plus sensible que les sels de platine. Suivant l'*Annuaire des eaux de la France*, ce sulfate ne préexiste probablement pas dans l'eau, et doit être un produit de la réaction exercée par le sulfate de soude sur le chlorure de potassium.

M. Henry a découvert dans ces eaux la présence d'un *bromure alcalin*, reconnu plus tard par M. Chatin. En présence de ces deux noms, il nous est impossible d'admettre une chance d'erreur, et la proportion beaucoup plus faible (0,0020) accusée par M. Chatin que celle donnée par M. Henry (0,025), nous semble formellement indiquer une différence dans la proportion de ce sel, suivant les époques d'observation. Cette opinion est encore fortifiée par les chiffres de M. Boursier (brome 0,001266), dont nous savons que les minutieuses recherches méritent toute confiance.

L'*iode* a été méconnu dans les trois premières analyses, quoique la présence des chlorures donnât de grandes probabilités à son existence (1). Nous répéterons, à l'égard de ce

(1) On ne connait guère que la mer Morte et les eaux salines de Schombeck où le brome paraît ne pas être accompagné par l'iode.

principe, les réflexions que nous avons faites pour le brome, et en présence des différences trouvées par MM. Chatin et Boursier, nous sommes tout disposé à reconnaître une différence réelle dans la minéralisation *bromo-iodique* de ces eaux aux deux époques des analyses.

Mais, quelle que soit la proportion de ces principes, il n'en est pas moins constant que la source de Bourbon est *bromo-iodurée*.

Les *silicates* de *chaux*, d'*alumine* et de *soude* sont tellement fréquents dans les eaux, même dans les eaux potables, qu'ils n'offrent aucun intérêt particulier. Nous ferons, cependant, ressortir leur énorme proportion selon Faye, qui ferait, à beaucoup près, de ces eaux, les plus silicatées du monde. La proportion de 0g,370, donnée par M. Henry, est encore fort notable et supérieure à celle de presque toutes les eaux connues.

La quantité de *fer* indiquée par M. Saladin est, évidemment, trop forte ; les chiffres trouvés par M. Henry nous paraissent bien près de la vérité et suffisent pour donner à nos eaux de notables propriétés ferrugineuses. Lui seul a indiqué la présence de ce métal sous forme de *crénate*.

M. Boursier est le seul qui ait reconnu du *manganèse*, non dans les eaux, mais dans leurs dépôts. On sait que, depuis quelques années, ce métal a été trouvé dans un grand nombre de sources ferrugineuses et dans leurs dépôts ; il accompagne presque constamment les *crénate* et *apocrénate* de fer. On l'a rencontré aussi dans les oscillaires de plusieurs eaux thermales ; il serait intéressant de le rechercher dans celles de Bourbon.

M. Boursier a cherché en vain l'*arsenic*, qui n'est indiqué, non plus, dans aucune des analyses précédentes. Cependant M. Durand Fardel dit que ces eaux sont arsenicales. Nous ne savons sur quoi ce savant hydrologue base son assertion.

La *matière organique* a sensiblement diminué dans ces eaux ou s'y trouve en bien faible proportion, puisque M. Henry n'en a isolé que des traces. Son opinion nous paraît encore la plus vraie.

La proportion d'*acide carbonique* présente aussi des différences énormes dans les diverses analyses. Pour Faye, ce gaz est représenté par 3,000 ; pour M. Henry, par 0.1666. C'est ici le cas de rappeler l'opinion d'Anglada, qui voyait une erreur dans toutes les analyses où l'acide carbonique est indiqué dans une proportion supérieure à celle de son volume d'eau.

Nous avons déjà indiqué comment Faye a pu être induit en erreur sur la présence de l'acide *sulfhydrique*, et donner, à tort, ces eaux comme *sulfureuses*.

En présence des divergences que nous venons de faire ressortir, et si l'on admet, avec nous, la possibilité que des modifications surviennent d'époque à autre dans la proportion des principes minéralisateurs des eaux de Bourbon, il nous semble bien important qu'il soit procédé à une nouvelle analyse de ces eaux. Ce travail devrait être confié à la société d'hydrologie médicale de Paris, dans laquelle figure M. O. Henry. Il serait intéressant de voir si ce chimiste distingué constaterait lui-même des modifications importantes, ou du moins appréciables, dans ses deux analyses faites à 18 ou 19 ans de distance.

Constatons, en terminant ces considérations, que si les effets thérapeutiques des eaux semblent, souvent, tout à fait indépendants de leur composition chimique, puisqu'on voit des eaux presque pures douées d'une incontestable efficacité (Néris, Bains, Plombières, etc.), il est loin d'en être de même pour Bourbon-l'Archambault, où la multiplicité des principes minéralisateurs indique une action multiple et applicable à des états pathologiques nombreux. « Qu'il nous soit permis, dit à ce sujet M. Regnault, de nous féliciter du parfait accord qui règne, à Bourbon-l'Archambault, entre la chimie et l'expérience médicale. »

En résumé, nous avons établi que les eaux minéro-thermales de Bourbon se classent parmi les *chlorurées sodiques*. Nous pouvons ajouter ici que la totalité de leurs principes minéralisateurs s'élevant à 4^{g},357 (Henry), ces eaux sont chlorurées sodiques *fortes*, puisque les hydrologues modernes considèrent comme *faibles* celles qui ont moins de 2 gram. de minéralisation, et comme *fortes* celles qui excèdent ce chiffre (Durand Fardel, *Traité thérapeutique des eaux min.*, p. 115).

Nous avons aussi reconnu la prédominance relative des bi-carbonates. Enfin, parmi les principes peu abondants, mais d'un intérêt tout spécial, à cause de leurs propriétés actives, nous avons indiqué le brome et l'iode, le fer et le manganèse.

Il conviendrait maintenant, pour établir le rang absolu que nos eaux doivent occuper dans la série, de rechercher les eaux qui ont avec elles le plus d'analogies, le moins de différences. Ce rapprochement aurait plus qu'une importance taxonomique, puisqu'il permettrait de réunir toutes les sources douées de propriétés sensiblement identiques. Mais l'examen de certaines sources étrangères à la France nous entraînerait, évidemment, loin du sujet de ce rapport, et, en nous bornant à la France, nous ne voyons qu'une station thermale à mettre en parallèle avec celle-ci, c'est *Bourbonne-les-Bains*.

Cependant, comme ce parallèle nous offre un intérêt tout spécial à cause de la destination de chacune de ces deux localités aux besoins de l'armée, nous ne le ferons point ici, nous réservant de l'établir plus complet dans un autre travail, lorsque nous aurons réuni le plus grand nombre des éléments de la question.

MATIÈRES DÉPOSÉES PAR LES EAUX.

Lorsque l'eau arrive au contact de l'air et se trouve dégagée de la pression à laquelle elle était soumise dans ses conduits souterrains, elle abandonne une grande quantité d'acide carbonique qu'elle contenait en excès, et les carbonates tenus en solution à l'aide de cet excès de gaz se déposent ; ils revêtent, ainsi, d'une couche incrustante les conduits dans lesquels l'eau circule. Ces incrustations présentent les caractères communs à ces sortes de travertins ; ce sont des couches, lisses et minces d'abord, qui se recouvrent successivement d'autres couches, et prennent, en augmentant d'épaisseur, un aspect ondulé et légèrement mamelonné.

Ces couches, dont j'ai pu compter plus de 40 sur un fragment de 2 centim. d'épaisseur, diffèrent très-évidemment entre elles par la composition chimique. Tandis que les unes représentent un carbonate calcaire à peu près pur, en cristaux distincts, d'autres offrent des mélanges de ce même sel avec d'autres agents minéralisateurs, mais surtout le fer et le manganèse; et c'est précisément cette différence de composition qui permet de distinguer si nettement la succession des strates. Que conclure d'abord de ce fait? C'est que l'eau qui effectue les dépôts n'est pas toujours identique à elle-même, et que sa composition doit varier dans un temps assez court, puisque l'on voit, sans ordre apparent, se succéder des couches de teintes variées. Cette remarque, que nous avons eu l'occasion de faire autrefois, sur certains dépôts d'Hammam-Meskhoutine, et qu'on peut faire sur un grand nombre de travertins, vient à l'appui de l'opinion que nous avons émise plus haut, qui consiste à considérer les eaux thermales comme soumises à un mouvement continuel dans leurs principes composants, et qui peut si bien expliquer des divergences dans les analyses les plus habilement conduites.

La partie la plus superficielle de ces dépôts consiste, surtout, en une matière boueuse, devenant pulvérulente par la dessiccation; c'est un *crénate de fer*, dont la précipitation s'opère plus promptement que celle des sels calcaires, et qui ne prend de cohésion que lorsqu'un dépôt calcaire est venu fixer ses molécules isolées. Ce sel, soumis au microscope, montre des masses pulvérulentes amorphes.

Plus loin, et dans d'autres conditions de température, les dépôts prennent un aspect tout différent. Ce sont des masses mamelonnées et caverneuses, d'un aspect spongieux, d'une teinte noirâtre, légères et facilement pulvérulentes. Cette poussière, soumise au microscope, montre des cristaux blancs de carbonate de chaux, mêlés à une substance amorphe noire. Si l'on fait tomber sur le verre une goutte d'acide sulfurique, il se manifeste une vive effervescence, les petits cristaux blancs s'isolent, tournoient et disparaissent; il ne reste plus que des particules de substance noire, de toutes formes et de volume variable, mais sans aucune apparence cristalline. «Ce dépôt, dit M. Boursier, est du carbonate de chaux privé de magnésie, coloré par un mélange de peroxyde de manganèse et d'un peu de peroxyde de fer. »

Quatre ou cinq ans suffisent pour obstruer un canal de 30 à 40 centimètres, qui conduit l'eau du bassin aux piscines.

M. Regnault signale une autre sorte de dépôt que nous n'avons pu observer : « dans les conduits plus éloignés de la source, dans ceux de vidange, par exemple, où l'eau est moins rapide, dans le petit bassin réfrigérant, où elle arrive lentement et se renouvelle rarement en totalité, le dépôt très-abondant qu'on rencontre est une boue noire, fétide, très-hydrogénée, composée de silice, de sulfure et de carbonate de fer, et de conferves en partie putréfiées » (Le petit bassin réfrigérant n'existe plus).

OSCILLAIRES (1).

Là où la lumière exerce toute la plénitude de son action, et où l'eau n'est pas soumise à un courant trop rapide, il se développe une abondante végétation, qui tapisse d'une couche verte les parois du puits, le fond et les parois du bassin réfrigérant. Elle offre l'apparence de membranes translucides extrêmement minces, parfois doublées de plusieurs couches boursouflées par des bulles de gaz, interposées entre leurs feuillets ou entre elles et les parois auxquelles elles sont fixées. Ces oscillaires sont douces, glissantes et onctueuses au toucher, complétement insipides et inodores, tant qu'elles sont fraîches. Lorsqu'elle a pris un grand développement, cette matière vivante quitte ses points d'insertion, monte à la surface du liquide, jaunit et meurt.

Le résidu sec de cette matière est de 1 sur 60 d'eau environ; elle est fortement azotée (1. 97 sur 100 de matière sèche).

---

(1) Une étude sur les conferves de Bourbon-l'Archambault a été communiquée par nous à la Société d'hydrologie médicale de Paris, et publiée dans le tome 6e, p. 332, des *Annales* de cette société savante.

SOURCE FERRUGINEUSE DE JONAS.

Cette source fut découverte vers la fin du 17e siècle par un Suisse du nom de Jonas, qui prenait les eaux à Bourbon et qui lui dut, dit-on, la guérison d'une blennorrhée chronique. Telle est l'origine de son nom; elle est à 200 pas environ de la source thermale.

L'eau de Jonas fournit, dit-on, 120 litres par heure. Le trop-plein de la source s'écoule dans un conduit en pierre qui amène l'eau dans le puisard de l'établissement thermal.

Il ne s'échappe de cette source aucune bulle gazeuse; cependant l'eau contenue dans une bouteille en laisse dégager le long de ses parois, et, sous l'influence de ce départ, il se dépose promptement un crénate de fer au fond du vase. On voit, dans la profondeur de la source, l'eau jaillir d'un sol rocheux par plusieurs petites ouvertures, et soulever le sable fin qui s'amasse au bord de ces entonnoirs.

L'eau de Jonas est *incolore* et *limpide;* cependant, vue dans sa masse, à la fontaine, elle a un aspect jaunâtre, ocracé, emprunté aux sels de fer qu'elle dépose.

Elle a la *saveur* de toutes les eaux ferrugineuses, stiptique et atramentaire, propriété qu'elle communique au vin avec lequel on la mélange. Les buveurs remarquent, d'ailleurs, de grandes différences journalières entre la force sapide de cette eau.

Sa *température* correspond à peu près à la moyenne de la contrée. Nous l'avons mesurée 32 fois, pendant notre séjour; nous avons trouvé 14°64 pour *maximum,* 11°45 pour *minimum,* et pour moyenne 13°34.

Sa pesanteur spécifique est, d'après Faye, de 9 1/2 à l'aréomètre de Cartier. Nous avons trouvé à cette eau une densité de 1001°315, après avoir laissé dégager le gaz pendant 12 heures.

On connaît deux analyses de l'eau de Jonas; la première est due à M. Saladin; la seconde est de M. O. Henry (1). Voici l'une et l'autre :

---

(1) *Bulletin de l'Académie de médecine*, t. 7, p. 748.

PRINCIPES MINÉRALISATEURS.	SALADIN. 1838.	HENRY. 1842.	OBSERVATIONS.
Carbonate de chaux.	1,225	0,201	Dans l'analyse de M. Henry, les carbonates sont à l'état de bicarbonates. Les carbonates neutres seraient : Carbon. de chaux.. 0,14 *Id.* de magnés. 0.05
Id. de magnésie. . . .	»	0,076	
Id. de soude	0,189	»	
Sulfate de soude..	0,274	0,028	
Id de chaux.	»	0,012	
Chlorure de sodium. . . . . *Id.* de magnésium. . .	»	0,100	
Id. de calcium.	1,185	»	
Silicate de chaux. . . . . . *Id.* d'alumine.	»	0,500	
Id. de soude..	»	0,020	
Oxyde de fer (ou crénate). .	0.232	0,040	
Id. de manganèse.. . . .	»	Traces sensibles.	
TOTAUX.	3,105	0,977	
Acide carbonique.	0,166	0,200 (*)	(*) 1/5 de volume.

Que dirons-nous encore, en présence des différences capitales qu'on remarque entre ces deux analyses?

Si l'on excepte Passy et Auteuil, dont les eaux sont minéralisées surtout par le sulfate de chaux, on ne connaît point, en France, d'eaux ferrugineuses aussi chargées en principes que la source Jonas, d'après M. Saladin; c'est donc une forte présomption pour considérer son analyse comme défectueuse, tandis que la minéralisation indiquée par M. Henry se rapproche tout à fait de la moyenne des eaux de cette classe. Nous adoptons donc celle-ci, comme étant à la fois la plus vraie et la plus complète.

Il résulte de cette analyse que la source de Jonas est une eau *bi-carbonatée ferrugineuse*, à laquelle un peu d'oxyde de manganèse doit encore ajouter quelques propriétés.

On trouve plusieurs conferves dans cette eau; nous les avons décrites ailleurs. (Voir la note p. 19.)

MODE D'ACTION DES EAUX.

Les maladies chroniques ont seules été considérées jusqu'ici comme formant l'apanage des eaux minérales; mais aussi, combien il est peu de ces affections, si rebelles aux agents ordinaires de la médecine, dont on n'ait proclamé la curabilité par la médication hydrologique! Un fait nous frappe donc tout d'abord, dans l'action thérapeutique des eaux minérales: c'est l'immense variété des états pathologiques contre lesquels ces eaux sont conseillées, et l'influence bien constatée de celles-ci dans un grand nombre de maladies, si différentes entre elles de nature et de forme. Mais ce fait, vrai en lui-même, a été poussé à l'exagération, et il est peu d'eaux minérales qui, prônées par des enthousiastes intéressés ou par une reconnaissance irréfléchie, n'aient été vantées comme propres à la guérison de toutes les infirmités qui peuvent nous atteindre.

Mais l'excès de l'enthousiasme donna naissance à l'excès du scepticisme, et, ne pouvant tout accorder aux eaux minérales, on leur nia bientôt toute valeur. Qui guérit tout ne guérit rien : — Telle fut la réaction qui s'éleva contre ces eaux bienfaisantes que la nature nous prodigue.

Cependant la vérité appartient rarement aux opinions extrêmes. Si les uns ont prêté aux eaux des vertus imaginaires, les autres ont fermé les yeux et se sont roidis contre l'imposante autorité des faits. Tous les malades soumis aux médications thermales n'y trouvent pas la guérison, mais beaucoup en proclament les bienfaits, soit qu'ils y aient entièrement laissé leurs maux, soit qu'ils n'y aient trouvé que du soulagement. Quant aux insuccès, dont il faut bien tenir un large compte, nous y voyons trois causes principales : les erreurs de diagnostic, le désir du médecin de ne négliger aucune des ressources de l'art dans les cas douteux, et le désir plus vif encore du malade, de tenter de nouvelles chances, alors que tout a échoué, et que les eaux elles-mêmes sont reconnues inefficaces.

Ce fait accepté, de l'heureuse influence des eaux minérales dans un nombre varié d'affections chroniques, peut-on, dans l'état actuel de la science, élever une théorie qui rende un compte satisfaisant de cette action multiple, nous ne disons pas seulement des eaux, en général, mais encore d'une eau minérale en particulier? Nous allons essayer de le faire, en nous efforçant de maintenir un parfait accord entre la théorie et les faits pratiques.

Que cherche le médecin, lorsqu'il dirige une méthode

thérapeutique contre une maladie chronique quelconque ? Il cherche toujours à obtenir un des résultats suivants, qu'il gisse d'une manière empirique ou rationnelle :

1° *Assimilation, par l'économie, de matériaux de réparation apportés par l'agent médicamenteux.* — Il est constant que de nombreuses maladies résultent de l'absence ou de la diminution de certains principes indispensables à l'existence normale de nos tissus et de nos organes ; citons les états bien connus qui naissent d'une diminution de chaux dans les os, de fer dans le sang. Mais combien d'autres états morbides ont une semblable origine et nous restent inconnus dans leur nature, parce que la matière en défaut est en proportion si minime, qu'elle échappe à notre attention ou à nos moyens d'investigation ! Cette restauration des tissus ou des organes s'opère en vertu d'une faculté élective par laquelle chacun d'eux tend à s'assimiler les matériaux nécessaires à sa vie propre, lorsqu'ils lui sont présentés dans un état ou sous une forme qui permette cette assimilation.

La médication hydro-minérale est de toutes, évidemment, la plus propre à remplir un pareil office, puisque, par la variété des principes qu'elle tient en solution, l'eau peut offrir à l'économie la plupart des éléments qui lui feraient défaut. L'organisme choisit, s'assimile les uns, élimine les autres. Il importe de faire observer, à ce sujet, qu'une forte proportion de principes minéralisateurs n'est jamais nécessaire pour obtenir un tel résultat. Des quantités infiniment petites, mais répétées, suffisent presque toujours pour combler le vide laissé dans l'économie ; la variété des éléments fait plus, sous ce rapport, que leur abondance ou que la prédominance de quelques-uns d'entre eux. Ce qui importe, c'est que l'agent nutritif soit dans un état de solution ou de combinaison qui le rende facilement assimilable ; — c'est ce que présentent rarement les préparations pharmaceutiques, c'est ce qu'offre toujours la médication hydro-minérale. Les agents minéralisateurs de l'eau qui restent sans emploi sont éliminés, — à moins qu'en vertu de certaines prédispositions ils n'arrivent à se localiser dans quelques tissus, et ne deviennent la base de phénomènes congestifs ou inflammatoires, qui s'observent si fréquemment pendant l'usage des eaux fortement minéralisées.

Nous venons ainsi d'esquisser les principaux traits de la méthode thérapeutique par *assimilation.*

2° *Expulsion ou entraînement de matériaux inassimilables, engagés dans l'organisme, et sécrétés par lui ou venus de dehors.* — En effet, l'existence ou la pénétration dans l'économie de matériaux inassimilables est une des causes les plus fréquentes de maladies, et nous cherchons à provoquer leur élimination par tous les agents thérapeutiques qui ont pour but de stimuler les voies d'excrétion,—purgatifs, diaphorétiques, diurétiques,—agents qui constituent une grande partie de la matière médicale.—Ici encore, nous touchons à de fécondes applications de la médecine thermo-minérale; car, par des procédés différents, et par le choix raisonné des eaux, elle ouvre largement toutes les voies d'excrétion. Nous verrons tout à l'heure quelle méthode nous semble la plus sûre pour obtenir de semblables résultats.

La minéralisation des eaux ne joue plus ici, si l'on en excepte l'action purgative, qu'un rôle bien secondaire. Elles introduisent dans l'économie des quantités plus ou moins abondantes de liquide qui se mêlent avec le sang, circulent avec lui, et viennent bientôt aboutir aux différentes voies d'excrétion. Voilà tout.

Nous avons fait ressortir à l'instant la faculté élective des tissus de l'économie pour s'assimiler les matériaux qui leur manquent; rappelons ici la loi en vertu de laquelle ils tendent à abandonner ou à expulser les substances étrangères à leur composition. Le liquide, circulant à travers l'économie, opère donc une espèce de lavage et entraîne facilement avec lui tout ce qui n'est point en état de combinaison avec notre propre matière; l'eau agit alors sous la double influence de sa quantité et du calorique qui pénètre avec elle. Celui-ci stimule les organes, favorise les efforts éliminateurs et provoque la transpiration ou la diurèse.

On comprend ainsi combien la médication minéro-thermale est susceptible d'épurer l'économie et peut être efficace contre des affections aussi variées que le sont eux-mêmes les agents hétérogènes, miasmes, virus, exsudations plastiques, corps étrangers proprement dits, — qui peuvent les déterminer. Tel est le secret de l'action si puissante de certaines eaux thermales dont la minéralisation se réduit à quelques rares éléments, dans des proportions à peine appréciables.

3° *Reconstitution des éléments organiques déviés ou altérés par leur contact avec un agent morbide ou toxique.*— Il ne saurait être douteux que les eaux minérales, après avoir hâté l'expulsion de certains principes morbides,—miasmes ou virus,—résultats d'une diathèse, ou origine d'un état cachectique, leur substituent des agents susceptibles d'imprimer à la molécule organique déviée une stimulation nécessaire à son retour aux conditions normales d'existence. Bien que nous ne puissions assister à ce travail intime de réparation et nous représenter son mécanisme, les faits nous l'indiquent, et chaque jour nous voyons, dans le cours d'une médication hydro-minérale, d'abondantes crises humorales, —urines ou sueurs,—être bientôt suivies d'un travail de reconstitution qu'indique le retour progressif à la santé.

4° *Action dynamique, stimulante ou contro-stimulante.* — L'agrégat organique ne reçoit ici l'influence médicatrice que par l'intermédiaire de ce principe qu'on a appelé vital, tandis que dans les actions précédentes, ce principe paraît lui-même subordonné à des lois physiques et chimiques. C'est surtout par sa température que l'eau peut exercer une action dynamique; le froid et le chaud sont essentiellement stimulants, les températures intermédiaires sont surtout contro-stimulantes; cependant certains principes minéralisateurs semblent concourir efficacement à cette action.

5° *Enfin, la révulsion.* — Il est inutile de nous étendre sur ce mode de médication, l'un des plus usités de la thérapeutique et auquel on recourt fréquemment dans la médecine thermale. Chacun connaît l'emploi banal des pédiluves et des manuluves chauds pour révulser une douleur. La douche est un puissant révulsif; l'eau thermale en boisson peut encore agir dans le même sens.

Ainsi, en nous bornant aux faits démontrés, nous établissons que les maladies chroniques peuvent être guéries par un de ces différents modes que nous formulerons par les mots suivants : *assimilation*, *entraînement*, *reconstitution*, *dynamisme*, *révulsion*.

Qui pourrait maintenant être surpris des applications nombreuses et variées des eaux thermo-minérales dans les maladies chroniques, puisqu'on les voit répondre à toutes les exigences thérapeutiques de cette grande classe d'états morbides ?

Mais on comprend aussi que toutes les eaux ne pourraient également s'appliquer à des affections de toute nature. Tel mode de déviation organique exige une stimulation qui ne saurait être indifféremment demandée à tous les agents stimulants ; tel principe a prise sur un organe et reste sans action sur les autres ; certains éléments nécessaires à l'assimilation ou à la reconstitution ne se rencontrent que dans certaines eaux. Tel tempérament s'accommode d'eaux faibles, tel autre exige des eaux fortement minéralisées ; aux uns il faut une eau à température élevée, les autres demandent une température tiède ou froide.

Ainsi, l'action médicatrice des eaux est due au liquide en lui-même, à son degré de température, à certains éléments prédominants, à certains autres qui, bien qu'en faible proportion, ont une action énergique sur l'économie, comme si chacun de ces principes était isolé ; enfin, et c'est là surtout l'action spécifique des eaux, leur influence curative s'exerce par l'ensemble de leurs éléments constituants et par le mode de combinaison de leurs principes, si différent de nos combinaisons de laboratoire. Cependant tout cela ne suffit peut-être pas, et tout porte à croire, sans qu'on ait pu le démontrer jusqu'ici, que certains phénomènes électriques ne sont point étrangers à la thérapeutique des eaux thermo-minérales.

Ces considérations préliminaires nous permettront de saisir le mode d'action propre aux eaux de Bourbon, qui doivent seules nous occuper ; car, s'il est vrai que les eaux, envisagées en général, ont une action commune et, en quelque sorte, identique, il ne l'est pas moins que chacune d'elles a sa *spécificité*, quelquefois palpable, évidente, se bornant parfois à des nuances qu'une observation attentive permet seule de saisir, et qui déterminent ses indications spéciales.

Par la *température* de ces eaux, on peut, évidemment, obtenir tous les effets qu'on demande à l'action du calorique, puisqu'elles sont à un état thermométrique supérieur à notre *tolérance,* et qu'on peut leur faire parcourir tous les degrés de refroidissement pour les approprier à nos besoins et obtenir un agent tonique, stimulant ou hyposthénisant.

L'élément prédominant de ces eaux les a fait classer parmi les *chlorurées sodiques.* Il suffit donc, pour indiquer la plus puissante de leurs actions, de se rappeler la nécessité, pour l'organisme, du *chlorure de sodium,* et le rôle essentiel que remplit cet agent dans notre alimentation. Cependant nous en absorbons chaque jour de notables proportions, et l'on comprend avec peine que quelques grammes de sel, ajoutés à celui que nous introduisons régulièrement dans nos organes, puissent développer d'importantes actions thérapeutiques. Mais il faut s'en rapporter à l'évidence des faits, puisque toutes les eaux dans lesquelles domine ce chlorure ont un mode d'action générale qu'elles ne doivent qu'à lui, et qui est indépendant des autres agents minéralisateurs. Nous ne saurions donc chercher l'action du chlorure de sodium que dans son mode de combinaison et la facilité de son transport à travers l'économie. Envisagé de la sorte, nous le considérons comme stimulant énergique et agent reconstitutif, qui suffirait à expliquer l'action si vivement excitante des bains pris dans les eaux de Bourbon (moins excitante, cependant, que dans les eaux plus fortement minéralisées par le même sel). Ces eaux semblent donc indiquées, par suite de la présence de cet agent, partout où il faut provoquer une élimination ou favoriser la reconstitution des molécules organiques.

Mais ce qui donne un autre genre d'importance à la présence des chlorures, c'est le *brome* et l'*iode* qui y sont presque constamment associés, qui le sont, notamment, dans les eaux de Bourbon. Nous ne dirons rien du mode d'action de ces deux principes ; nous rappellerons seulement que des recherches modernes et devenues classiques leur font jouer un rôle important dans les phénomènes de la vie. On considère donc les eaux iodo-bromurées comme jouissant de propriétés très-actives, — hygiéniques et thérapeutiques. C'est, à n'en pas douter, à ces deux principes, quel que soit le mécanisme de leur action, que les eaux de Bourbon doivent de beaux succès dans les affections scrofuleuses.

Ces eaux doivent à la présence du *fer* leur emploi dans la chlorose et l'anémie (si toutefois l'utilité du fer est bien démontrée dans la chlorose); à l'*acide carbonique* leur digestibilité. Dans le grand nombre des principes qui les minéralisent, nous voyons les éléments capables de fournir à cette action élective, en vertu de laquelle chaque organe ou chaque tissu sait prendre dans les eaux ce qui lui convient. Enfin, nous ne pouvons que soupçonner l'effet *spécial*, résultant du mode d'agencement ou des diverses combinaisons qui réunissent tous ces éléments, connus ou inconnus, pour en former un corps—que nous ne pouvons imiter, pas plus que nous ne pouvons créer un être vivant.

Action des eaux suivant le mode d'administration.

Mais la thérapeutique des eaux ne doit pas tout à la nature, l'art intervient aussi, et c'est à la variété de formes sous lesquelles les eaux sont administrées qu'elles doivent leurs plus grands succès.

Eau en boisson. — C'est par la boisson qu'on apprécie le mieux les effets résultant de la composition chimique des eaux, puisque chacun de leurs éléments minéralisateurs est, *sans contestation*, introduit dans l'économie, y subit des transformations, est assimilé ou éliminé.

L'eau de Bourbon, ingérée chaude, stimule doucement l'estomac, provoque l'appétit, favorise quelquefois la sécrétion urinaire, plus souvent la transpiration ; elle n'est point purgative, à moins qu'elle n'agisse par sa quantité, ou qu'il n'existe quelque prédisposition. C'est donc le mode d'administration le plus important, lorsqu'il s'agit d'obtenir une assimilation ou une reconstitution ; mais il aide également à l'élimination.

L'eau est bue à une température voisine de celle de la source, et, loin de causer des accidents, elle détermine dans l'estomac une sensation de bien-être que les malades recherchent et qui les porte quelquefois à l'abus. Elle n'est jamais prescrite froide; cependant certains états morbides, que l'expérience seule peut faire connaître, certaines idiosyncrasies indiqueraient, sans doute aussi, l'usage de l'eau minérale à une température inférieure. C'est encore une inconnue à dégager.

La dose à laquelle il convient de boire l'eau de Bourbon est variable suivant l'âge, le sexe, le tempérament, la constitution, suivant, en un mot, toute la série des conditions individuelles, et d'après les indications à remplir. Cependant il nous semble, en général, au moins inutile d'élever les doses, comme le prescrivaient d'anciennes méthodes hydro-thermales, et comme certains malades sont toujours disposés à le faire. Lorsqu'on veut agir par assimilation ou reconstitution, deux à quatre verres sont, en général, une dose suffisante; au delà, on fatigue inutilement les voies digestives. Cependant, lorsque ces voies sont intactes, que la force réactionnelle est énergique et qu'on veut opérer par voie d'élimination, on peut, sans inconvénient et même avec avantage, monter à huit, dix verres et plus. Mais on ne doit agir ainsi qu'en vertu d'indications bien déterminées. Sous l'influence de ces doses élevées, les surfaces d'élimination sont vivement stimulées, l'urine coule claire et abondante, la peau ruisselle de sueur et l'appétit prend un développement insolite. Mais plus l'action est énergique, moins on peut la continuer longtemps.

L'eau minérale de Bourbon est rarement employée sous forme de boisson seule; celle-ci accompagne presque toujours le bain ou la douche.

Bains. — « La température du sang, dit M. Duriau, est, en général, de 38 à 39°, et pour que cette température persiste la même, malgré la nouvelle quantité de calorique qui lui est constamment déversée par la source de chaleur inhérente au corps de l'homme, il y a naturellement une déperdition de calorique égale à cette dernière somme : aussi la température du milieu qui doit le mieux favoriser les fonctions est-elle inférieure à la température normale du sang d'un nombre de degrés qui représentera la perte constante du calorique. Voilà pourquoi un bain qui ne doit nullement entraver le jeu des organes est de quelques degrés moins chaud que la surface tégumentaire. C'est généralement entre 32 et 34° centig. que se trouve le point où le corps, plongé dans l'eau, ne perçoit aucune sensation de chaud ni de froid. Ce degré d'indifférence correspond précisément au point où le bain soustrait au corps immergé une quantité de calorique égale à celle que développe physiologiquement la source de chaleur animale» (1). C'est ce point que M. Kuhn (de Niederbronn) a appelé *degré isotherme*, ou *limite thermique*, ou *température normale du bain*.

Au-dessous de cette limite, la peau absorbe l'eau et, sans doute, les principes qui la minéralisent. M. Duriau a obtenu une augmentation de poids variant de 16 à 45 grammes, après une immersion qui avait, elle-même, duré de un à cinq quarts d'heure.

Lorsque, au contraire, la température du bain est supérieure à la normale, le mouvement s'opère du dedans au dehors, et, après la sortie de l'eau, le corps a perdu de son poids dans une proportion qui varie de 48 à 432 grammes, selon l'élévation de la température et la durée du bain (le premier chiffre était obtenu par un bain de 15 minutes à 36°; le dernier, par un bain de 10 minutes à 45°).

Nous avons vu là une source d'indications qui nous semble n'avoir pas encore été appréciée.

Supposons,—ce qui arrive dans la plupart des états diathésiques,—l'économie réclamant à la fois une élimination et une reconstitution; voici comment nous appliquons le traitement hydro-thermo-minéral. Le malade est placé dans un bain inférieur à la limite thermique, puis, par une addition successive d'eau thermale, on arrive à donner à ce bain une température qui dépasse cette limite autant que peut le permettre l'irritabilité du sujet et l'état de ses organes, et on le maintient ainsi pendant un temps variable entre 5 et 15 minutes. On fait prendre, pendant la durée de cet

(1) Mémoire sur l'action physiologique des bains, analysé dans les *Annales de la soc. d'hydrologie médicale de Paris*, t. 2, p. 292.

échauffement, de deux à quatre verres d'eau thermale à la température de la source, ou peu au-dessous.

Sous cette double influence, il s'opère bientôt un mouvement *osmatique* du dedans au dehors, et l'élimination, soit par la peau, soit par les urines, acquiert une extrême énergie. Mais bientôt on abaisse la température du bain par un courant d'eau froide, jusqu'à ce qu'il soit tombé à quelques degrés au-dessous de la *limite*, de 28 à 32°, par exemple, et l'on favorise le mouvement réactionnel par un ou deux verres d'eau refroidie.

Sous cette influence nouvelle, le mouvement d'*exosmose* se change en un mouvement d'*endosmose;* l'acte d'élimination est suivi d'un acte reconstitutif. Ce mode de traitement, pour lequel nous réclamons, d'ailleurs, la sanction de l'expérience, nous paraît le plus efficace qu'on puisse opposer à la scrofule, à la goutte, au rhumatisme et à la plupart des diathèses ou des cachexies. Il doit aussi contribuer puissamment à la fonte des engorgements, lorsque ceux-ci sont de nature à être *attaqués* par les eaux.

Au milieu de cette *poussée* de calorique, le pouls s'élève et bat avec force; les mouvements du cœur deviennent violents et tumultueux, la face s'injecte, le réseau capillaire périphérique s'épanouit, et des congestions pourraient s'opérer si quelques organes y offraient une prédisposition particulière. Un tel bain réclame donc la plus grande prudence de la part du malade et de celle du médecin, et ne peut être prescrit sans qu'un examen attentif du sujet en ait suffisamment indiqué l'application. Il ne peut, d'ailleurs, être continué plusieurs jours de suite sans intervalles de repos. Cependant, au sortir de ce bain, le malade éprouve un sentiment tout particulier de bien-être, mais aussi de fatigue, qui réclame quelques instants de sommeil. Il développe énormément l'appétit et exige une alimentation réparatrice.

La température la plus habituelle des bains, à Bourbon, est de 30 à 32° centig. Ce sont les limites les plus favorables à l'absorption, et ces bains seuls conviennent lorsqu'il n'y a point d'élimination à provoquer ou lorsqu'on ne veut exciter qu'une crise éliminatoire modérée.

On administre, parfois, des bains frais de 24 à 27° centig. Mais ces bains, amenant un abaissement notable de calorique et déterminant une crispation pénible de la peau, que des sujets impressionnables supporteraient difficilement, on plonge, habituellement, le malade dans un bain à température plus élevée, plus voisine de la normale, et on ne l'abaisse que progressivement au degré que l'on désire. Ce bain frais, éminemment tonique, réclame l'usage des piscines à l'exclusion des baignoires, car il faut combattre, par des mouvements, — la natation, si c'est possible, — la perte incessante de calorique que subit l'économie. Dans ces conditions, il se rapproche singulièrement du bain de mer, et devient essentiellement tonique.

La durée des bains, à Bourbon, dépasse rarement une demi-heure. Nous avons vu, cependant, quelques malades prolonger l'immersion jusqu'à une heure et même cinq quarts d'heure, sans en éprouver d'inconvénients. Nous pensons donc qu'il y a quelque exagération dans la prudence actuelle des médecins de Bourbon. — Faye conseillait des bains d'une heure.

On emploie fréquemment des *demi-bains;* c'est-à-dire des bains dans lesquels la partie inférieure du corps est seule immergée, tandis que le dos, la poitrine et une partie de l'abdomen sont en dehors de l'eau. Ces demi-bains sont indiqués chez certains sujets irritables qui supportent mal l'action des bains entiers, ou qui laissent craindre quelque congestion viscérale, ou encore dans les affections chroniques des voies respiratoires; on les prescrit aussi lorsqu'on cherche à déterminer une révulsion active, ou lorsqu'on veut appliquer, concurremment, la douche sur une des parties émergées. Les demi-bains peuvent être supportés à une température bien plus élevée que les bains entiers; on les prend facilement, par exemple, de 35 à 37°: on peut également les prendre plus longs, d'une heure au moins, si c'est nécessaire. On les associe fréquemment à des affusions froides sur la tête.

Les *bains locaux* de bras, de pieds et de jambes, peuvent être prescrits avec succès dans certaines affections tout à fait locales, ou lorsqu'on cherche à opérer une révulsion modérée. Ils sont rarement employés.

Douches.—L'action de la douche est des plus complexes, puisqu'elle dépend à la fois de la température du liquide, de la force et de la forme du jet, enfin de la minéralisation de l'eau. On la dirige, ordinairement, sur les parties charnues du corps, épaules, dos, lombes, fesses, et, sur chacune de ces parties, on peut lui donner une grande énergie. Le jet doit être faible lorsqu'on le porte directement sur l'abdomen, ou sur les parois pectorales, ou sur la face; plus faible encore, lorsque la douche est dirigée sur le rachis. On ne doit, dans aucun cas, la diriger sur la tête, et lorsqu'il existe quelque menace de congestion vers l'encéphale ou quelque irritation ancienne qu'on puisse craindre de rappeler, il convient, pendant la douche, d'envelopper la tête d'une serviette constamment imbibée d'eau froide.

La température de la douche peut être d'autant plus élevée que le jet s'éloigne davantage des principaux viscères; lorsqu'elle est en dehors de leur siége, une haute température ne peut agir que comme stimulant local ou révulsif énergique.

On fait appel à la stimulation provoquée par la douche toutes les fois qu'il faut directement agir sur un organe affaibli, sans lésion persistante des centres nerveux; ou lorsqu'on veut imprimer une vive secousse à l'économie. En effet, le choc déterminé par la douche peut, lorsqu'elle est puissante, causer dans la partie qui y est soumise un ébranlement mécanique qui se communique à tout l'organisme par l'intermédiaire du système osseux. Cet ébranlement n'est pas étranger à l'effet curatif, mais il peut être nuisible dans des cas de faiblesse ou d'irritabilité générale. Il est donc prudent de surveiller son action.

La température de la douche peut varier depuis celle de l'atmosphère ambiante, et même au-dessous, jusqu'à 45 et même 50 degrés. Un de ses modes d'action n'appartient donc qu'au calorique qu'elle peut apporter ou soustraire à l'économie.

La *violence* du jet doit être proportionnée au degré d'irritabilité et à la force de réaction du sujet. Sa *forme* se déduit des indications particulières et souvent du volume de la partie qui doit y être soumise.

La minéralisation paraît bien moins importante pour la douche que pour le bain, et des médecins distingués pensent que cette qualité des eaux reste complétement étrangère à son action. Il nous paraît, cependant, évident qu'un choc de quelque intensité, en attirant vivement le sang dans les parties qui y sont soumises, opère une dilatation de la peau qui doit favoriser une pénétration mécanique du liquide minéralisé, entraînant avec lui les principes qu'il tient en solution.

La douche, surtout très-chaude, laisse dégager des flots de vapeur qui saturent bientôt l'atmosphère dans laquelle ils sont confinés. Une salle de douches constitue donc une véritable salle d'inhalation, favorable dans certains cas, mais dont l'atmosphère est pénible à supporter toutes les fois qu'il y a tendance à la dyspnée. Il importerait, pour une bonne administration du service, d'avoir des salles de douches dans lesquelles une disposition particulière permît de régler à volonté l'accumulation de ces vapeurs.

Les douches sont ordinairement administrées pendant le bain ou au sortir de la piscine. Il est rarement, à Bourbon, fait usage de douches sans bains, sinon dans certains cas où l'un et l'autre traitement serait difficilement supporté, soit momentanément, soit d'une manière absolue.

Une douche chaude, forte et prolongée, détermine une grande fatigue, provoque le sommeil et demande, bientôt après, une alimentation réparatrice. Elle est, ordinairement, accompagnée ou suivie d'abondantes sueurs.

La durée moyenne de la douche est d'un quart d'heure; elle dépasse rarement 20 minutes.

La *douche écossaise*, qui consiste en un jet alternativement chaud et froid, paraît avoir donné de bons résultats à M. Regnault, médecin inspecteur, qui l'a introduite à Bourbon depuis 18 ans. Il affirme n'avoir jamais eu d'accidents à déplorer.

La *douche ascendante* est appliquée avec succès dans les cas de constipation opiniâtre qui tiennent à une atonie du rectum ou à un certain degré de paralysie de ce canal musculaire. Elle exerce une action favorable sur la muqueuse, stimule les fibres musculaires, provoque un afflux de liquides et produit des effets beaucoup plus durables et plus énergiques que ceux du simple lavement. C'est donc un puissant moyen à opposer à ces migraines, à ces inappétences, à ces dyspepsies qui tiennent à la rétention des matières fécales, états si fréquents contre lesquels la médecine ordinaire est trop souvent impuissante (1).

Les eaux de Bourbon laissent déposer des *boues*, qui ne sont point utilisées aujourd'hui, mais qui paraissent l'avoir été par le précédent inspecteur, Faye. On applique quelquefois des *oscillaires* en topique pour résoudre des engorgements extérieurs. Ce moyen nous paraît aussi inoffensif qu'inefficace, et nous préférerions de beaucoup l'usage des boues si l'installation de l'établissement permettait de les employer.

Phénomènes physiologiques dus à l'action des eaux.

Les eaux minérales indiquent, presque toujours, leur action sur l'économie par un certain nombre de phénomènes qui peuvent affecter un ou plusieurs appareils organiques, être très-prononcés ou se borner à de fugitives nuances. Il n'est pas rare, cependant, de voir un traitement complet se passer sans déterminer aucune modification de ce genre. Il n'y a, d'ailleurs, point de relation manifeste entre l'énergie des actions physiologiques et les résultats thérapeutiques ; certaines eaux guérissent sans donner lieu au moindre phénomène réactionnel appréciable ; on voit de même, à Bourbon, chez quelques malades, la guérison survenir malgré l'absence complète d'actions physiologiques ; chez d'autres, au contraire, il ne survient aucune amélioration malgré l'activité et la variété de ces actions.

Sur le *système cutané*, le phénomène le plus manifeste et le plus habituel est la *transpiration*. Il apparaît dès le début du traitement ou seulement quelques jours après ; plusieurs malades suent pendant toute la durée de la cure ;

---

(1) Nous n'avons point à parler de la douche ascendante vaginale, qui n'a rien à démêler avec la médecine militaire, mais dont on obtient, dit-on, de beaux résultats dans les affections utérines.

chez d'autres, ce phénomène n'a qu'une durée éphémère ou irrégulière. Quelques-uns transpirent abondamment ; chez certains autres, les différentes phases du traitement s'accomplissent sans aucune crise sudorale. Beaucoup de malades disent qu'ils suent dens le bain ; mais ils confondent ce phénomène avec la condensation des vapeurs qui se fait à la surface émergée de leur corps. Chez un plus grand nombre encore, c'est au sortir du bain que la peau transsude ; ici l'action physiologique est manifeste ; le tissu cutané, soustrait à la pression à laquelle il était soumis, laisse refluer au dehors une partie des fluides qui l'avaient pénétré. Parfois, ce départ du liquide absorbé s'opère pendant la nuit, et les malades sont obligés de changer une ou plusieurs fois de linge. Enfin, chez quelques-uns, la transpiration est, en quelque sorte, permanente pendant toute la durée du traitement.

L'activité de la transpiration est puissamment entretenue par l'action combinée du bain et de la boisson, alors que l'organisme se trouve à la fois imprégné par les deux grandes surfaces d'absorption. La douche, en faisant violemment pénétrer le liquide dans les parties qui y sont soumises, provoque surtout des transpirations partielles.

Toutefois, l'abondance et la durée des transpirations sont fortement soumises à l'influence des agents atmosphériques ; elles augmentent notablement pendant les températures chaudes et sèches, pour se réduire à peu pendant les froids et surtout les froids humides. La transpiration est également abondante sous une faible pression barométrique.

La *poussée*, phénomène critique si commun près de certaines eaux, est plus rare ici. M. Caillat, inspecteur adjoint, dit l'avoir observée 140 fois sur 448 malades à l'hospice civil ; elle a été bien moins fréquente chez les militaires soumis à notre observation. Cette différence ne peut tenir qu'à la différence des sujets qui sont reçus dans les deux établissements. Chez la très-grande majorité de nos malades, l'état général est excellent, et ils opposent une énergique résistance à l'action physiologique des eaux ; dans la classe civile qui alimente l'hospice, au contraire, ce sont, presque toujours, des malheureux affaiblis par la misère ou de longues souffrances, et chez lesquels les organes opposent à peine quelque résistance aux actions qui les sollicitent.

Nous avons vu la poussée se manifester sous trois formes bien distinctes : miliaire, scarlatineuse et furonculeuse. Dans la première, ce sont des vésicules rouges, confluentes ou discrètes, qui s'étendent sur les bras, les jambes, le dos, le ventre ou le cou. La rougeur scarlatineuse et les furoncles apparaissent aux mêmes siéges.

La *sécrétion urinaire* n'est pas sensiblement modifiée chez le plus grand nombre des malades ; chez quelques-uns, seulement, l'excrétion est plus fréquente et plus copieuse. Mais, ce qui nous semble remarquable, c'est que plusieurs malades qui se baignent, se douchent et prennent chaque jour plusieurs verres d'eau minérale, ne remarquent aucune augmentation ni dans la transpiration ni dans la miction. La transpiration insensible et, sans doute, l'exhalation pulmonaire font tous les frais de l'excrétion.

Nous n'avons jamais trouvé *l'urine alcaline*, quoique M. Duriau prétende que ce liquide s'*alcalise* après tous les bains. Elle est généralement plus claire et plus limpide que dans l'état normal. Mais c'est une question à étudier avec plus de soin que nous n'avons pu le faire.

L'action des eaux de Bourbon sur les *voies digestives* s'exprime tout d'abord par une notable augmentation de l'appétit. Les malades exempts de toute affection de l'appareil gastrique *dévorent*, et, si cette faim se calme par la suite, elle est cependant toujours supérieure à celle de l'état normal. Nous trouvons une double cause à cet effet : d'abord, la stimulation exercée sur la membrane digestive par les principes salins et par la température de l'eau, ensuite le besoin de réparer les pertes causées par la transpiration. Nous savons que ces pertes doivent plutôt appeler la réparation par les liquides, mais aussi la soif est-elle en proportion de la faim ; ce besoin se produit, surtout, au sortir du bain.

Les eaux de Bourbon ne sont point purgatives, nous l'avons déjà dit ; au contraire, après 5 ou 6 jours de leur usage, il est rare qu'elles ne provoquent point une constipation, qui est ordinairement de peu de durée et cède aux moyens les plus simples, quelques verres d'eau de Jonas, par exemple.

Faye le père considérait comme un grand avantage l'absence de propriétés purgatives de ces eaux, et nous partageons entièrement son opinion, car un traitement long ne peut être suivi qu'à la condition d'une tolérance absolue des organes digestifs; si les eaux étaient rejetées au lieu d'être absorbées, elles n'exerceraient qu'une action faible ou nulle par l'élimination et l'assimilation.

Quelques malades sont, cependant, atteints de diarrhée, mais c'est un effet, en quelque sorte mécanique, dû à une trop grande quantité d'eau ingérée, une véritable indigestion, ou bien le résultat de conditions tout à fait individuelles. On triomphe toujours aisément de cet état par quelques jours de repos.

La *circulation* est peu influencée par l'action des eaux; pendant le bain, le pouls s'élève et s'accélère, mais une heure après la sortie il est retombé à l'état normal. Nous n'avons constaté aucune différence bien notable entre l'état du pouls avant le traitement et après l'usage prolongé des eaux; cependant nous avons trouvé, chez quelques malades, que nous examinions à leur arrivée et au départ, une moyenne de trois pulsations en plus à cette dernière époque; mais il y a eu tant d'irrégularités individuelles, que ce résultat nous semble encore douteux.

La *respiration* n'est pas notablement modifiée. Cependant, chez quelques malades, nous avons remarqué — est-ce un phénomène purement accidentel? —une diminution réelle dans le nombre des mouvements respiratoires. Ce phénomène coïnciderait avec la régularisation des principales fonctions sous l'influence du traitement hydro-minéral.

Un phénomène remarquable, mais extrêmement fugace, que nous avons rencontré chez un certain nombre de sujets, c'est un véritable état d'*ivresse* déterminé par le premier ou les deux premiers bains. Plus tard, cet état cesse de se présenter. C'est le résultat évident de l'acide carbonique que laissent dégager les eaux.

L'action des eaux est marquée par une propension au *sommeil;* les malades passent, généralement, de fort bonnes nuits.

Chez les sujets atteints de *douleurs*, il est extrêmement

fréquent de voir celles-ci s'exaspérer après 8, 10 ou 15 jours de traitement. Souvent des douleurs qui avaient disparu se réveillent ; d'autres fois, il en apparaît sur des points qui n'en avaient pas encore ressenti. Ces différentes circonstances morbides précèdent, ordinairement, une amélioration ou la guérison.

Nous avons vu, chez deux malades, un *écoulement puriforme* se manifester par l'oreille.

Accidents.

Tous les phénomènes que nous venons de passer en revue ne sont point des accidents, parce qu'ils n'ont jamais forcé d'interrompre le traitement. Mais il peut en survenir d'autres, qui constituent des accidents plus ou moins sérieux et peuvent obliger, soit à une suspension momentanée du traitement, soit à une interruption complète.

Le plus grave, assurément, de ces accidents, est le rappel à l'état aigu d'une affection qui peut compromettre la vie, soit par son siége, soit par son intensité. La crainte d'un semblable accident avait fait poser en principe que l'usage des eaux ne doit être autorisé que lorsque tout travail inflammatoire est éteint dans l'organe malade. Ainsi, dans la paralysie apoplectique, dans la paraplégie, suite de myélite, il faudrait scrupuleusement attendre que tout travail morbide eût disparu dans l'encéphale ou la moelle rachidienne. Mais nous verrons bientôt ce qu'il faut penser d'un tel précepte qui repose, bien souvent, sur une crainte chimérique. Disons seulement ici que, dans tous les cas où le médecin peut redouter un accident de cette nature, il doit faire appel à toute sa prudence, mais non se priver d'une ressource dont la puissance a été souvent démontrée, et dont les bons résultats dépendent surtout d'une application *opportune* (1).

L'usage intempestif de bains très-chauds ou de douches trop violentes et mal dirigées peut aussi déterminer des congestions viscérales graves, malgré l'absence de toute prédis-

---

(1) Il est inutile de rappeler que nos assertions n'ont point une valeur générale, et que nous ne prétendons les appliquer qu'à Bourbon-l'Archambault.

position apparente. La possibilité de cet accident doit, sans cesse, préoccuper le praticien dans toute administration exagérée du traitement hydro-minéral.

Un accident commun, mais sans gravité, quoiqu'il force souvent à suspendre le traitement pendant quelques jours, est une petite fièvre qui se manifeste à une époque indéterminée de la cure. L'appétit cesse, la soif est vive, il survient de la constipation, l'eau thermale n'est plus bue qu'avec répugnance; la peau se sèche, le malade est en proie à l'agitation et à l'insomnie. On conseille, dans ces cas, un léger purgatif, ou une douche ascendante, qui suffisent pour rendre la liberté au ventre et rétablir la santé. Cet état entraîne rarement plus de deux ou trois jours d'interruption dans le traitement.

Durée de la cure.

Il arrive un moment, que nous appellerons de *saturation*, où l'économie a retiré des eaux tout le bénéfice qu'elle doit en espérer; c'est la limite que le médecin doit savoir atteindre et qu'il ne devrait jamais dépasser. On a vu souvent l'amélioration obtenue disparaître sans retour parce que le traitement avait été trop prolongé; il vaut donc mieux rester en deçà qu'aller au delà d'un traitement complet. C'est, assurément, un des points les plus importants de la médecine hydro-minérale que celui de savoir quand il convient de s'arrêter; mais, malheureusement, nous manquons presque toujours de *criterium* pour reconnaître ce moment opportun, et si un grand tact médical ne nous guide, il faut, du moins, observer avec soin l'apparition de quelques phénomènes insolites qui se manifestent, parfois, à une époque du traitement qui ne peut laisser de grands doutes sur leur nature. — C'est un sentiment de fatigue extrême, de pesanteur, des vertiges, du dégoût pour la boisson minérale, la réapparition brusque des symptômes primitifs; des phénomènes, en un mot, assez semblables à ceux qui indiquent la fièvre hydro-minérale, mais plus persistants et apparaissant à une époque plus éloignée du début du traitement. La durée d'une saison thermale ne peut rien avoir de fixe : elle est entièrement subordonnée aux conditions individuelles. Des exigences administratives peuvent seules forcer à une fixation régulière.

CONSIDÉRATIONS GÉNÉRALES SUR QUELQUES MALADIES SPÉCIALEMENT TRAITÉES A BOURBON-L'ARCHAMBAULT.

Paralysies.

L'apoplexie sanguine consiste en un épanchement dans un point plus ou moins circonscrit du cerveau, résultant de la rupture d'une ramuscule artérielle. Le sang épanché déchire la masse cérébrale, se mêle à sa substance, la refoule autour de lui, et se forme une enveloppe qui est, d'abord, cette substance elle-même. Puis, lorsque le sang, par son volume, forme une barrière contre la continuation de l'épanchement, ce liquide, soustrait aux voies circulatoires, se coagule et dans le vaisseau dont il ferme l'extrémité rompue et dans la substance cérébrale qui l'environne. Il devient donc un corps étranger, livre sa partie séreuse aux vaisseaux absorbants, puis le caillot se condense, se durcit, la matière colorante elle-même se résorbe, et la fibrine s'organise, soit pour former un kyste autour des parties non encore éliminées, soit une véritable cicatrice, si la résorption a été complète. Mais, en même temps, la matière cérébrale revient sur elle-même, en vertu de son élasticité, au fur et à mesure que s'éliminent et le sang et la substance du cerveau qui occupaient le foyer. Le kyste diminue par l'absorption incessante des matériaux qu'il contient, jusqu'à ce que le tout, contenant et contenu, se confonde en une masse fibreuse qu'une résorption interstitielle tend encore à condenser, mais qui finit par devenir immobile et par prendre une consistance, une forme et un volume désormais à l'abri de toute modification.

Les lésions fonctionnelles varient en raison du siége de l'épanchement, mais on sait, d'une manière générale, que le mouvement est aboli dans l'organe ou dans le membre qui reçoit son innervation de la portion attaquée du cerveau. Cette abolition est complète et permanente si le point cérébral correspondant est le siége même de l'hémorragie ; elle peut être incomplète et passagère, lorsque ce point n'est atteint que par voie de continuité et qu'il peut reprendre ses fonctions, en tout ou en partie, lorsque la compression a cessé ou diminué.

Ce simple exposé nous permet donc de reconnaître, quant aux chances de guérison, deux sortes de paralysies apoplectiques ; — celles qui résultent de la destruction de la portion cérébrale correspondante et celles qui sont dues à la compression de cette partie de l'organe par un épanchement voisin. Dans le premier cas, la fonction est abolie sans retour, aucune médication ne saurait être suivie de succès. On ne peut combattre que les phénomènes inflammatoires actifs.—Dans le second cas, la guérison peut être obtenue, complète ou partielle.

Mais, à quels signes reconnaître ces deux variétés de paralysies, si différentes dans leurs résultats ? Nous n'en voyons qu'un. Si les accidents persistent avec la même intensité, alors qu'on est en droit d'espérer que le caillot sanguin est en voie de résorption ; s'ils persistent, surtout, alors que le temps écoulé depuis l'accident, 4, 5, 6 mois par exemple, ne nous laissent aucun doute sur l'existence de ce travail, nous pouvons porter un pronostic fâcheux, et si toutes les médications premières ont échoué, le médecin se prépare un nouvel échec en envoyant son malade aux eaux thermo-minérales. Lorsque, au contraire, il survient une amélioration, quelque faible, quelque lente qu'elle soit, sous l'influence présumée de la résorption, on peut tout espérer de l'usage des eaux qui, non-seulement accéléreront ce travail intime, mais lui donneront une plus grande énergie et ne laisseront dans le foyer que les éléments nécessaires à la cicatrisation. Sous l'influence des eaux la guérison sera donc à la fois et plus rapide et plus complète. On ne peut douter que, dans ce cas, les eaux n'agissent que par la *stimulation* qu'impriment le calorique et les agents minéralisateurs, et par l'*élimination* que provoque le liquide introduit dans le torrent circulatoire, entraînant avec lui les éléments hétérogènes épanchés dans la substance cérébrale. Nous ne voyons ici aucune *reconstitution* à opérer.

Mais nous touchons à l'une des questions les plus graves de la médication hydro-minérale, à savoir quelle est l'époque le plus convenable pour conseiller le traitement thermal après une attaque d'apoplexie. Longtemps la médecine a prononcé qu'il importait d'attendre la fin de tous les accidents inflammatoires, et que la prudence indiquait de ne recourir aux eaux que plusieurs mois, un an même, après la cessation de tous les phénomènes actifs. Une heureuse révolution semble s'opérer en cette matière, et c'est Bourbon-l'Archambault qui aura l'honneur de l'avoir provoquée. MM. Régnault et Caillat adressèrent chacun à la société d'hydrologie médicale de Paris une note dans laquelle ils établissent, sur une masse imposante de faits, que les eaux agissent d'une manière d'autant plus favorable qu'elles sont prises à une époque plus rapprochée de l'accident. La société s'émut d'une proposition si hardie, de nombreuses objections s'élevèrent, et l'on refusa d'adopter une doctrine qui renversait un des points les mieux établis de la médecine hydro-minérale. Cependant, les faits étaient là, il fallait bien les accepter, sauf à leur trouver une explication qui permît de conserver les anciens errements.

Des objections qui furent posées nous n'en rapporterons qu'une, émise par M. Durand Fardel, mais nous la rapporterons, parce que nous en apprécions la valeur. — Quelle que soit la médication employée, en l'absence même de toute médication, à une époque voisine de l'attaque d'apoplexie, on voit, en général, les symptômes s'amender et la paralysie diminuer graduellement. Il n'est pas surprenant d'obtenir, sous l'influence immédiate des eaux, une amélioration qui serait survenue sans elles. — Cette remarque est juste, et nous l'acceptons de tout point. Cependant, elle ne détruit pas un fait important : c'est qu'en admettant que les eaux peuvent ne pas être utiles, elles n'offrent, du moins, pas les dangers qu'on leur attribuait, et que si l'on court ainsi le risque d'envoyer inutilement un malade aux sources thermales, on ne court point le risque de l'y envoyer aux dépens de sa santé ou de sa vie. Eh bien! notre courte expérience à Bourbon nous a démontré la justesse des observations de MM. Régnault et Caillat. Nous avons vu des apoplecto-paralytiques arriver aux eaux un mois, quelques jours après leur attaque, et s'en trouver fort bien. Une femme a pris, à son grand bénéfice, des bains et de l'eau thermale en boisson le lendemain de l'attaque ! On supposerait, au moins, que ces cas exigent de la prudence, et que l'œil vigilant du médecin doit présider à l'administration du remède. Mais il n'en est rien, et les malades de l'hospice civil sont à peu près abandonnés à eux-mêmes en dehors de la visite du médecin.

Il se peut donc que les bons résultats, si souvent obtenus dans les cas de ce genre, ne dépendent point entièrement de l'action des eaux, mais ce que nous pouvons affirmer, c'est que la marche en retour de la maladie est bien plus rapide sous l'influence de ce traitement que de toute autre médication. A cette époque, l'eau a toute prise sur le caillot, qui tend à s'organiser, et favorise la résorption du sang épanché, tout aussi bien qu'elle dissipe les plus vastes ecchymoses des membres qui constituent l'une des formes du scorbut. Nous croyons, cependant, qu'il est bon de tenir compte de bien des circonstances individuelles ; on peut agir avec confiance sur un tempérament lymphatique, le sanguin nous paraît demander plus de circonspection.

Supposons, au contraire, le paralytique envoyé aux eaux un an, deux ans après l'attaque. Le caillot est déjà transformé, sa résorption a été incomplète, et les matériaux qui n'ont pas été éliminés ont formé la base d'un noyau solide, plus ou moins volumineux, comprimant encore et tenant écartée la substance cérébrale ramollie, noyau fibreux et dur sur lequel les eaux sont désormais sans action, ou ne peuvent, du moins, en avoir qu'une bien faible. L'expérience vient à l'appui de cette explication.

L'observation paraît avoir démontré que l'action des eaux échoue constamment lorsque les membres sont contracturés.

A une époque encore plus éloignée de l'accident, les résultats qu'on peut attendre de l'effet des eaux *sur l'organe cérébral* sont nuls, et l'on ne voit aucun amendement survenir à des paralysies datant de 5, 6 ou 7 ans. Cependant, même dans ces cas, on peut encore prescrire les eaux avec quelque avantage, parce qu'elles exercent, sur l'ensemble de l'économie, et sur les membres paralysés, en particulier, une stimulation, une action dynamique qui peut, dans d'étroites limites, suppléer à l'innervation qui fait défaut; mais cet avantage se réduit toujours à bien peu.

Cette question d'opportunité peut donc être résumée en ces termes : — En soumettant un apoplectique à la médication hydro-thermale à une époque voisine de l'attaque, on peut, il est vrai, attribuer au traitement un succès qui appartient en grande partie à la marche naturelle des phénomènes morbides, mais ce succès est presque certain, si l'hémorragie n'a pas détruit l'organe. En l'adressant plus tard aux eaux, l'action est faible, douteuse ou nulle, mais les résultats obtenus, quels qu'ils soient, appartiennent incontestablement au traitement. A une époque encore plus reculée, on ne doit plus compter exercer d'influence sur le foyer apoplectique lui-même, mais les eaux sont capables de déterminer une stimulation générale qui peut, en minime partie, suppléer à la perte locale de l'innervation.

La doctrine de Bourbon-l'Archambault a trouvé peu d'échos à Bourbonne. Ces résultats différents ne dépendraient-ils pas de la grande minéralisation de ces dernières eaux, qui sont évidemment plus excitantes ?

Nous avons rapidement esquissé le procédé qu'emploie la nature pour la guérison, par les eaux thermales, des paralysies apoplectiques. Il ne peut en être de même dans la paralysie qui suit une congestion cérébrale, puisque les désordres à réparer ne sont point de même nature. Mais on sait combien est difficile et incertain le diagnostic différentiel de ces sortes d'affections ; combien une congestion en impose, parfois, pour une apoplexie, et réciproquement. La nature fait ordinairement tous les frais de la guérison des paralysies consécutives aux congestions ; il doit donc arriver souvent que nous accordions aux eaux thermales l'honneur de guérisons auxquelles elles ont à peine concouru, et chaque fois que le diagnostic permettra d'établir nettement l'existence d'une congestion, il convient de se dispenser de tout traitement hydro-thermal, non parce qu'il serait nuisible, mais parce qu'il serait inutile. — On pourrait, cependant, y recourir dans quelques cas, sinon pour combattre la lésion cérébrale, du moins pour imprimer aux membres une stimulation nécessaire au rétablissement complet de leurs fonctions.

M. Durand-Fardel pense que la paralysie, suite de ramollissement cérébral, appartient au traitement thermal, comme la paralysie apoplectique; nous regrettons de ne point partager la confiance du savant hydrologue. Nous avons peine à croire à l'action des eaux sur un cerveau ramolli, à moins qu'on n'admette qu'elles opèrent une véritable reconstitution de l'organe. Quoi qu'il en soit, nous avons toujours vu ces sortes de paralytiques quitter les eaux avec l'infirmité qui les y avait appelés.

Les paraplégies sont, en général, à la moelle épinière, ce que les hémiplégies sont au cerveau. Cependant elles peuvent être parfaitement indépendantes de toute lésion spinale appréciable, et ne présenter que des désordres fonctionnels; c'est dans cette heureuse circonstance que nous trouvons le secret des guérisons obtenues par les eaux, bien plus fréquemmnent sur les paraplégies que sur les hémiplégies.—Les eaux de Bourbon nous semblent parfaitement appropriées à la plupart de ces états.

Quant à la myélite, cause de paraplégie, elle peut, comme toutes les phlegmasies chroniques, être soumise avec avantage à la médication hydro-thermale; mais la science est trop peu avancée sur les maladies de cet organe pour que nous insistions sur ce sujet, où nous n'aurions aucune idée neuve à apporter.

On sait que les paralysies indépendantes d'une lésion, ou cérébrale, ou spinale,—paralysies sans matière,—sont les plus favorables à l'action des eaux; nous pouvons citer les paralysies rhumatismales, hystérique, saturnine, et celle qui survit à certaines fièvres graves, paralysies qu'on voit si communes à Bourbon, mais dont le diagnostic d'origine est souvent difficile ou impossible. La médication hydro-thermale n'agit guère, dans ces cas, que par ses propriétés dynamiques.

La paralysie progressive, affection qui dépend bien évidemment d'une altération des centres nerveux, jusqu'ici mal appréciée, se montre, le plus fréquemment, rebelle à l'action des eaux; c'est qu'elle correspond à une altération profonde, parfois à une désorganisation de la matière nerveuse, au-dessus de toute la puissance de l'art.

En résumé, si les paralysies guérissent aux eaux par des procédés différents, suivant la diversité de leur nature; si, par exemple, dans les unes on fait appel à la propriété altérante des eaux, et dans d'autres à leur action dynamique, toujours est-il que cette médication semble le plus souvent indiquée; si elle échoue quelquefois, souvent même, du moins est-elle presque toujours bien supportée. Mais il nous semble important que le médecin formule avec soin les modes et les doses du traitement, et suive d'un œil attentif la marche de la maladie.

Il y a trop d'analogies entre le mécanisme de la réparation d'une apoplexie et de celle d'une *fracture* pour que nous puissions nous empêcher de rappeler, au sujet de cette lésion traumatique, les raisons qui ont fait préconiser, à Bourbon-l'Archambault, le traitement thermal hâtif des paralysies apoplectiques. A Bourbonne-les-Bains, notre collègue Cabrol, et, avant lui, notre très-regretté ami Villaret, ont aussi reconnu que l'usage des eaux, dans les fractures récentes, n'offre pas les dangers qu'on leur avait supposés.

Amaurose.

On a confondu, sous le nom d'amaurose, de nombreuses affections, distinctes autant par leurs causes que par leur siége, mais qui toutes ont un même résultat, la cécité. C'est assez reconnaître qu'un mode uniforme de traitement ne saurait convenir à toutes les amauroses, et que si quelques-unes peuvent offrir des chances de guérison, on est loin d'oser porter toujours un pronostic favorable.

L'*ambliopie amaurotique* n'est autre chose qu'une amaurose incomplète, quel que soit le degré d'affaiblissement de la faculté visuelle; les rares auteurs qui ont conseillé les eaux thermales contre les formes morbides comprises sous ces deux noms, s'accordent à reconnaître que l'ambliopie seule peut offrir des chances de curabilité, mais qu'on doit perdre tout espoir de guérison dans l'amaurose confirmée, alors que le nerf optique ne laisse plus percevoir aucune trace de sensibilité.

La perte de la vision sans lésion matérielle extérieure peut avoir son point de départ dans la rétine, dans le nerf optique, dans l'une des portions du cerveau en rapport avec ce nerf. Ce dernier siége est le plus fréquent, et, on peut ajouter, le plus fréquemment au-dessus des ressources de l'art. Cependant, si la lésion cérébrale est une hémorragie, la paralysie oculaire qui en résulte doit avoir les mêmes chances de guérison que toute autre paralysie; il suffit de détruire et d'éliminer le caillot s'il n'agit que par compression et s'il n'a, lui-même, détruit des parties essentielles. Voilà donc le cas, unique peut-être, dans lequel une amaurose consécutive à une lésion cérébrale peut être curable par les agents thérapeutiques et par les eaux, en particulier. C'est le seul, à notre avis, dans lequel un médecin puisse avec raison conseiller à l'amaurotique un traitement hydro-thermal; mais combien souvent un tel diagnostic est difficile ou impossible! C'est dans la situation et dans les antécédents du malade, c'est dans la nature des causes probables que l'on peut espérer trouver quelque lumière. Les auteurs paraissent s'être peu occupés de cette question, et dans la longue énumération des maladies appelées à jouir du bénéfice des eaux minérales on voit rarement indiquer l'amaurose, complète ou incomplète.

Bourbon-l'Archambault figure au nombre des rares exceptions, et Faye père, parlant le premier de cette maladie, rapporte, dans son livre publié en 1778, douze observations de guérison de *goutte sereine*. Empressons-nous d'ajouter que ces observations, comme toutes celles dont fourmille le même livre, sont bien loin d'inspirer la confiance, dépourvues qu'elles sont de détails essentiels et se terminant toutes par une formule analogue à celle-ci : *et le malade partit guéri.*

Faye, fils du précédent, dont le travail date de 1804, ne mentionne en rien la goutte sereine ou amaurose, ni à l'occasion de la source thermale, ni à l'occasion de la fontaine de Jonas; cette maladie ne figure pas parmi ses nombreuses observations. Cependant, dans son tableau statistique des maladies traitées à Bourbon-l'Archambault de 1824 à 1833, nous voyons l'indication suivante :

Paralysie incomplète des nerfs optiques :	Guéris.	44
	Soulagés.	159
	Traités sans succès.	47

Mais ce n'est point à l'eau thermale que Faye avait reconnu cette précieuse faculté de guérir la goutte sereine ou la paralysie du nerf optique ; tout le mérite en revient à l'eau de Jonas, à laquelle la première ne sert que d'adjuvant. Cette eau ferrugineuse s'administre en douche, de la manière la plus simple. Le malade, la tête renversée sur le dossier d'un fauteuil, se place sous un arrosoir dont l'ouverture est imparfaitement bouchée par une éponge ; de sorte que l'eau tombe goutte à goutte, tantôt sur un œil, tantôt sur l'autre. Ce procédé, au dire de M. Pâtissier, aurait souvent réussi à Faye.

En 1842, M. Régnault, nouvellement admis aux fonctions d'inspecteur, annonça la prochaine publication d'un mémoire sur le *traitement de l'amaurose et des ophthalmies chroniques par l'eau de Jonas*. Ce mémoire n'a pas paru; mais dans son précis sur les eaux de Bourbon-l'Archambault, ce médecin s'étend assez longuement sur cette importante question, et, suivant lui : « L'expérience montre que les douches d'eau de Jonas procurent une amélioration notable de la vue et souvent une guérison complète, dans toutes les circonstances où l'amaurose ne dépend pas d'une lésion organique des nerfs optiques, comme d'un ramollissement, d'un tubercule ou de la compression exercée par une exostose, un kyste, une tumeur squirrheuse dans l'orbite ou dans la cavité du crâne. Dans tous les cas où l'amaurose est complète et la vue entièrement abolie, l'eau de Jonas est sans aucune efficacité. »

M. Régnault ne cite pas d'observations, mais il énonce que : « sur 334 cas d'amaurose incomplète, 59 ont été guéris, 212 soulagés, 63 traités sans succès !!! » Il est probable que, dans ces chiffres, sont compris ceux de Faye, que nous avons cités plus haut ; mais, comme les résultats annoncés par cet auteur ne peuvent nous inspirer qu'une faible confiance, notre appréciation ne pourrait porter que sur les chiffres propres à M. Régnault :

Guéris.	15	84
Soulagés.	53	
Traités sans succès. .	16	

Remarquons, cependant, que ces deux catégories de résultats s'accommodent parfaitement ensemble, suivent la même proportion, chez Faye et chez M. Régnault, et avouons qu'on n'obtient pas fréquemment, en médecine, une aussi parfaite concordance. Mais ce qui ne nous surprend pas moins, c'est que, sur 84 amauroses, il n'y en ait que 16 appartenant aux siéges et aux causes signalés par M. Régnault lui-même comme incurables. Les assertions numériques de ces deux médecins, recommandables à tant de titres, nous semblent donc entièrement contestables et ne sauraient, en rien, engager les praticiens à diriger leurs amaurotiques sur Bourbon, jusqu'à plus ample informé.

Cependant, en admettant un instant qu'il ne s'est pas glissé d'erreur dans de pareils énoncés, devons-nous reconnaître, avec M. Régnault, que les eaux de Jonas agissent en vertu d'une action spécifique ? « Pour ceux qui ont étudié les effets des eaux minérales, dit ce médecin distingué, cette spécificité de l'eau de Jonas sera donc tout simplement un fait nouveau à ranger dans la catégorie de ceux qui échappent aux déductions de la physiologie et de l'analyse chimique, et qui n'ont d'autre fondement que l'expérience. »

Non, malgré toute l'autorité de notre savant confrère, malgré la confiance qu'inspirait cette fontaine à Wenzel et au professeur Samson, dans le traitement de l'amaurose, nous ne saurions croire à aucune action spécifique, et nous avons la conviction qu'autant de succès seraient obtenus, dans des cas semblables, avec des douches de toute eau froide et ferrugineuse. Nous croyons, par ce moyen, à la possibilité de guérir ou soulager certaines amauroses, même complètes, mais nous n'oserions en faire l'honneur exclusif à la fontaine de Jonas. D'ailleurs, rien, dans ce que nous avons vu, dans les résultats mentionnés par quelques personnes désintéressées et étrangères à la médecine, rien dans le raisonnement, ne nous engage à croire à une telle spécificité; — nous ne voyons rien, en un mot, qui justifierait un envoi de malades à Bourbon, pour *faire un usage exclusif des eaux de cette fontaine.*

Rhumatisme chronique.

Le rhumatisme chronique, affection inconnue dans son essence, mais dont l'élément *douleur* est le phénomène le plus constant et le plus caractéristique, est une des maladies contre lesquelles on a le plus exalté les bienfaits des eaux minéro-thermales. Il y a eu, comme en tout ce qui concerne cette classe d'agents thérapeutiques, de l'exagération, mais on ne peut refuser aux eaux de légitimes succès, quoique bien rarement définitifs.

Comme dans toutes les maladies obscures, l'empirisme a joué le plus grand rôle dans les divers traitements appropriés au rhumatisme, et la thérapeutique des eaux minérales n'a pu, davantage, s'affranchir de cette brutalité pratique qui exclut tout raisonnement.

Nous essaierons de faire mieux, avec la conviction qu'un guide incertain, dans les ténèbres, vaut mieux que l'absence de tout guide.

Le rhumatisme est une affection générale, pouvant envahir toutes les régions, tous les organes de l'économie où elle rencontre un muscle ou un tissu fibreux, cœur, estomac, intestins, muscles proprement dits, articulations, quelquefois même les membranes séreuses ou muqueuses; abandonnant tantôt l'un pour se fixer sur un autre, qu'elle abandonnera bientôt, à son tour; disparaissant ou se renouvelant, bénigne ou violente, le plus souvent sans cause saisissable, et au milieu des apparences de la plus brillante santé; quelquefois, au contraire, fixe et causant de graves désordres sur les points où elle s'est localisée.

Mais pour voyager ainsi à travers l'organisme, il lui faut, qu'on nous permette l'expression, des voies de transport. Or, ces voies ne peuvent être que les canaux, pleins ou creux, qui sillonnent l'économie dans toutes les directions et portent partout la vie et la sensibilité, — les artères ou les nerfs. Mais les affections transportées par le système nerveux ont des caractères trop connus et trop peu semblables au rhumatisme pour que nous puissions en faire une maladie nerveuse ; celui-ci prend, au contraire, si souvent le caractère inflammatoire, — caractère dérivé du sang, que nous reconnaissons invinciblement ce fluide nourricier comme le véhicule de l'*agent* rhumatismal.

Le rhumatisme résulte donc d'une modification, en plus ou en moins, dans la composition normale du sang ; le sang apporte trop ou trop peu ; il ne charrie pas tous les éléments nécessaires à la vie, ou il arrive aux organes chargé d'éléments supplémentaires qu'il a puisés, soit dans une alimentation trop riche, soit dans une production originelle, soit dans la suppression de certaines excrétions habituelles et nécessaires.

Entre ces deux hypothèses, la vérité n'est pas douteuse : les maladies par *moins* ont un caractère de généralité qui ne saurait en imposer, impriment un état de souffrance à tous les organes privés d'un élément de réparation, et déterminent des phénomènes de langueur, d'appauvrissement, dont la nature ne saurait être incertaine. Les maladies par *plus* ont une allure bien différente ; elles n'ont pas une généralisation aussi absolue ; l'élément hétérogène reste sans action sur certains organes ou tissus, et tend sans cesse à se localiser sur d'autres ; il n'impressionne, par une sorte d'éclectisme, que ceux vers lesquels l'appelle une véritable affinité morbide. Telle est la matière tuberculeuse pour les poumons et les glandes, telle est la syphilis pour le système lymphatique ; telle est l'action élective de presque tous les poisons ; telle est, enfin, celle du rhumatisme.

Les altérations du sang par moins sont, si l'on veut, générales, universelles ; celles par plus sont générales, localisées. Les premières altèrent toujours la santé ; les secondes peuvent être, parfois, longtemps compatibles avec le bon état des forces.

Si le rhumatisme résulte ainsi d'un agent inassimilable qui surcharge le sang, il est évident que la première indication est de favoriser son expulsion. Or, les eaux thermales, quelle que soit, d'ailleurs, leur minéralisation, nous semblent, plus que toute autre médication, favoriser cet acte éliminateur ; elles provoquent des transpirations, opèrent le lavage du sang et un mouvement d'exosmose, tout cela excité par la température des eaux, par quelques-uns de leurs principes actifs, et par la dose à laquelle elles sont ingérées. Ainsi que nous l'avons dit, la minéralisation ne joue ici qu'un faible rôle, il n'y a rien à reconstituer; elle sert, tout au plus, d'agent stimulant pour les actes éliminateurs, par quelque voie qu'ils s'effectuent.

Des bains chauds, dépassant graduellement la température normale, excitant, par conséquent, un transport du dedans au dehors, des boissons aqueuses chaudes et abondantes, pour favoriser la même action; des douches chaudes et puissantes, pour stimuler les organes actuellement atteints et aider à l'expulsion des matériaux morbides qui y sont accumulés; des fumigations, si l'on veut encore, pour activer la transpiration, telle est la seule thérapeutique que nous indique le raisonnement, et, cette fois encore, la raison se trouve en parfaite harmonie avec l'expérience.

Ainsi s'explique la prétention du plus grand nombre des eaux thermales à être spécifiques contre le rhumatisme, puisque toutes ont, à température égale, les mêmes agents curatifs, — de l'eau et du calorique. Les différences qu'on peut remarquer entre elles dépendent plus du mode d'administration que de la proportion de leurs principes minéralisateurs.

Nous faisons donc une large part à l'action des eaux thermales dans le traitement du rhumatisme; cependant il convient de rappeler que si les eaux soulagent presque toujours, on peut dire, avec la même certitude, qu'elles ne guérissent presque jamais d'une manière définitive.

Tel est le sort de toutes les *diathèses*. Les eaux ont beau jeu lorsqu'elles n'ont à s'attaquer qu'à certaines affections locales, qu'elles peuvent rapidement améliorer et guérir ; mais il ne saurait en être de même lorsqu'il s'agit de refaire un organisme altéré par un *ferment*, dont on diminue l'activité, mais qu'on ne détruit point. Il faudrait, sans doute , dans ces cas , une durée de traitement bien plus longue que le temps qu'on y consacre d'habitude.

Des états graves résultent du rhumatisme. La paralysie

des membres, dans le rhumatisme musculaire ; des dépôts tophacés avec atrophie et déformation des petites articulations, dans le rhumatisme articulaire. Tous ces phénomènes consécutifs ne peuvent disparaître que par la soustraction de la maladie qui les tient sous sa dépendance et ils réclament un traitement hydro-thermal fondé sur les mêmes bases.— Nous faisons nos réserves, toutefois, pour les affections du cœur, organiques ou non, d'origine rhumatismale; malgré les assertions et, qui mieux est, les observations de M. Nicolas pour prouver l'utilité des eaux alcalines dans ces sortes d'affections, nous croyons encore la question en litige et nous ne chercherons point à la résoudre, — quelle que soit notre tendance à expérimenter ce point important, et la confiance que pourraient nous inspirer les résultats qu'annonce ce médecin.

On peut donc, au point de vue de la médecine thermale, réunir les différentes espèces de rhumatisme, le traitement pouvant être le même pour toutes, sauf les différences empruntées, comme dans toute maladie, à la nature du sujet, à son excitabilité et au siége de l'affection.

Il est cependant deux formes qu'il convient de mentionner : c'est le rhumatisme aigu passé à l'état chronique et celui qui a débuté sous cette dernière forme, que les Allemands désignent sous le nom de rhumatisme torpide. Celui-ci est plus rebelle à l'action des eaux, demande une excitation plus énergique et compte le plus d'insuccès. Le premier exige un traitement plus modéré, moins d'excitation; mais est-il nécessaire, pour obtenir sa guérison, de faire repasser la maladie à l'état aigu ? Plusieurs médecins hydrologues le prétendent; mais nous pouvons affirmer qu'on voit aussi le mal arriver à résolution sans aucune aggravation momentanée et sans aucun retour à l'acuité. Ces rhumatismes sont toujours nombreux à Bourbon, et l'on observe également l'une et l'autre marche de la maladie pour arriver à la guérison.

En résumé, toutes les eaux thermales peuvent convenir à toutes les formes de rhumatisme ; il n'y a de choix à faire, suivant les cas individuels, qu'entre des eaux plus ou moins excitantes, sans trop s'attacher à leur composition, qui ne joue dans le traitement, nous l'avons déjà dit, qu'un rôle secondaire.

Bourbon, comme tant d'autres stations thermales, a soulevé de grandes prétentions à l'égard du rhumatisme des muscles et des articulations. Y-obtient-on, en vérité, plus de beaux résultats qu'ailleurs? C'est douteux; mais, ce que nous osons affirmer, au moins, c'est qu'on en obtient autant.

Faye père reconnaît diverses formes de rhumatisme, formes sous lesquelles sont classées ses nombreuses observations ; mais de telles divisions nous semblent parfaitement inutiles, puisque toutes les observations se terminent par une des variantes de sa formule : « *Et le malade partit guéri.* »

Son fils, méthodique à la façon de Pinel, fait du rhumatisme *une phlegmasie des muscles*, dont il reconnaît, pour le traitement thermal, deux formes principales : le rhumatisme chronique essentiel et le rhumatisme chronique goutteux. Il ne cite que deux observations relatives à chaque forme, et, malgré la gravité des cas, les malades obtinrent une guérison parfaite. Ces observations comportent des détails importants; mais, ainsi isolées, elles nous semblent peu instructives, puisqu'elles ne montrent pas la proportion des guérisons aux améliorations et aux insuccès. Cependant cette lacune est comblée dans un autre travail, et nous lisons, dans le tableau statistique des maladies traitées de 1824 à 1833 :

	Guéris.	Soulagés.	Sans succès.
Rhumatismes chron. articul. ou goutteux.	415	425	10
Rhumatismes musculaires chroniques. . .	480	400	77

Il est fâcheux de révoquer en doute d'aussi brillants résultats, si peu d'accord avec une rigoureuse observation, non moins à Bourbon qu'à toute autre station thermale.

Suivant M. Régnault, sur 1226 rhumatismes musculaires, 610 ont été guéris, 617 soulagés, 99 traités infructueusement. Nous ne pouvons que répéter l'expression de notre doute.

M. Régnault donne le nom de rhumatisme nerveux « à un état de souffrance presque permanent, constitué par des douleurs qui affectent spécialement les enveloppes séreuses des viscères et qui passent brusquement d'un organe à l'autre, du gros intestin au poumon, du cœur à la tête, de l'estomac à la matrice, etc. »

Cet état, que M. Régnault considère comme résultant de l'inertie du système de la veine porte ou d'un état congestionnaire de ses ramifications, réclame les douches intérieures comme base du traitement. « Elles sollicitent, chez les femmes arrivées à leur temps critique, les efforts de la menstruation, et provoquent le flux hémorroïdal chez les hommes qui se livrent à des occupations sédentaires ou à de grands travaux d'esprit. »

L'eau de Jonas entretient à propos la liberté du ventre dans les cas de cette nature. Sur 206 malades, dit encore l'inspecteur des eaux de Bourbon, 157 ont été guéris, 49 notablement soulagés.

Qu'on nous pardonne d'exprimer encore un doute sur un résultat si beau, mais si éloigné des résultats habituels de la pratique.

M. Régnault déclare formellement les eaux de Bourbon comme favorables dans la péricardite rhumatismale. Nous sommes disposé à partager cette manière de voir, mais nous ne saurions l'appuyer sur aucun fait.

Dans le rhumatisme goutteux, que nous osons à peine séparer de la goutte elle-même, l'indication d'éliminer un principe morbide est trop évidente pour qu'on ne reconnaisse pas de suite le procédé par lequel la nature apporte la guérison. Mais c'est surtout ici que la guérison définitive est une rare exception. Les eaux favorisent l'expulsion de l'agent hétérogène et en débarrassent l'économie pour un temps, mais ont-elles le pouvoir de s'opposer à la modification de l'organisme qui détermine la maladie? C'est au moins douteux. On voit ici, sous ce rapport, ce qu'on voit à Vichy : de nombreuses améliorations, des guérisons momentanées, voilà tout. Cependant nous ne pouvons résister au désir de citer la distinction qu'établit M. Régnault à ce sujet : « Je ne nie pas la puissance que peuvent avoir les eaux alcalines de rendre les humeurs moins coagulables et plus fluides, par conséquent d'attaquer et de détruire la cause prochaine de la goutte. Mais je n'hésite pas à proclamer qu'elles sont impuissantes pour fondre les dépôts formés dans les gaînes tendineuses, dans les capsules synoviales et les têtes des os, pour remédier à la distorsion et à la luxation des articulations et prévenir leur ankylose. Les eaux de Bourbon-l'Archambault, au contraire, par une application soutenue, aidée par les cornets et la boisson alcaline, procurent souvent la guérison et toujours une amélioration marquée, à moins qu'il n'y ait ankylose complète. »

Cette appréciation nous semble parfaitement juste.

Telles sont les principales affections contre lesquelles on reconnaît, généralement, une spécificité d'action aux eaux de Bourbon-l'Archambault. Nous ne nous occuperons point d'une grande classe de lésions dont l'étude est si importante pour l'armée, *les accidents consécutifs aux blessures par armes à feu,* parce que ces accidents sont assez indifféremment envoyés aux diverses eaux, salines ou sulfureuses, et que, dans l'état actuel de la science hydrologique, aucune raison solide ne justifierait le choix exclusif, ou même la préférence marquée d'une station thermale sur les autres. On n'obtient, sans doute, dans les affections de cette nature, ni plus ni moins à Bourbon qu'ailleurs. Cette question exige encore de longues et sérieuses recherches.

Nous aurions pu comprendre la *scrofule* dans ces considérations générales. Mais l'observation directe nous a manqué, et nous ne saurions rien ajouter aux savantes discussions que cet état diathésique a soulevées récemment à la société d'hydrologie médicale de Paris.

APPENDICE BIBLIOGRAPHIQUE.

NICOLAS DE NICOLAY, DAULPHINOIS. *Générale description dv pais et dvché de Bourbonnois,* manuscrit 516 A in-folio de la bibliothèque Mazarine, 1569.

Ce beau manuscrit renferme un chapitre intitulé : *dv Chastel, bovrg et chastellenie de Bourbon-l'Archambaud.* On y trouve une description des bains chauds, de leur nature et de leurs propriétés, avec une grossière image des trois puits et des bassins.

Les bains de Bourbon-Lancy et l'Archambaû de J. AUBERI, Bourbonnais, docteur en médecine, médecin de môscigneur le duc de Môpensier. Au Roy. — 1604, in-12, 229 feuillets.

Auberi est, avant tout, heureux et fier d'être Bourbonnais, et il chante sur tous les tons les louanges de ses eaux. — On trouve dans ce livre une vaste érudition, qui a su faire de larges emprunts à l'antiquité profane et sacrée. C'est le travail le plus complet sur toutes les questions scientifiques qui touchent à ce sujet; et si l'on substituait l'observation aux étranges théories du XVIIe siècle, on trouverait encore aujourd'hui dans ce livre beaucoup d'idées applicables.

BOULDUC. *Essai d'analyse générale des eaux minérales chaudes de Bourbon-l'Archambault.* Extrait du mémoire lu à l'assemblée publique de l'Académie royale des sciences, le 12 nov. 1729, sur les eaux de Bourbon.

Il est fait sur les eaux de cette localité l'application de la nouvelle méthode d'analyse chimique, qui consiste à substituer l'évaporation à la sublimation.

CATTIER (Isaac). Divers traités, à savoir : *De la nature et des bains de Bourbon et des abus qui se commettent à présent en la boisson de ces eaux*, avec une instruction pour s'en servir utilement, etc., MDCLI, Paris, in-12, 148 p.

Il combat Auberi, « qui admet l'usage de ces eaux dans les maladies et indispositions accompagnées de chaleur, même dans les fièvres et intempéries chaudes du foye. »

PASCAL. *Traité des eaux de Bourbon-l'Archambaut*, suivant les principes de la nouvelle physique, par le sieur Pascal, docteur en médecine. — Paris, MDCXCIX, in-18 de 373 p.

Applications des théories chimiques de l'époque, dans lesquelles on peut à peine saisir une idée juste (Il indique, pour la quantité des eaux, 100 muids par heure). En somme, livre de peu de valeur, qui a dû toujours être d'un faible secours.

PIDOUX (J.). *Avertissement sur les bains chauds de Bourbon-l'Archambaut*, 1584. — (Ce travail ne nous est pas connu).

FORESTIER (D.-A.). *An epilepsiæ per consensum aquæ Bor-*

boniensis Archambaldicæ. — *Parisiis* 1643 — (Ne nous est pas connu).

LERAT. *An thermæ Borbonienses Anselmiensis minorem noxam inferant epotæ quam Archimbaldicæ et Vichienses.* — *Parisiis* 1673 — (Ne nous est pas connu).

FOUCAULT (F.). *An in asthmate aquæ Borboniensis Archambaldicæ.* — *Parisiis* 1684 — (Ne nous est pas connu).

GEOFFROY. *Examen des eaux de Vichy et de Bourbon* (Hist. de l'Académie royale des sciences, 1702, p. 43. — (Ne nous est pas connu).

CHOMEL et DUCLOS. *Traité des eaux minérales, bains et douches de Vichy,* avec un discours préliminaire sur les eaux minérales en général, par Jacques-François Chomel, conseiller, médecin du roi, intendant des eaux minérales de Vichy, auquel on a joint des observations sur la plupart des eaux minérales de France, et en particulier sur celles de Bourbon-l'Archambaut et du Mont-d'Or, en Auvergne, dressées par ordre de l'Académie des sciences, avec quelques additions dudit sieur Chomel, par M. Duclos, médecin du roi, de l'Académie des sciences. — Paris, MDCCXXXVIII, in-12 (24 pages pour le traité des eaux minérales de Bourbon-l'Archambaut, avec leur analyse, vertus et usage).

Petit livre de peu de valeur, où l'on ne trouve aucune indication importante. Il cite Burlet et Geoffroy comme ayant donné à l'Académie des sciences des travaux sur Bourbon.

DE BRIEUDE. *Observations sur les eaux thermales de Bourbon-l'Archambaut, de Vichy et du Mont-d'Or,* 1788, *in*-8 — (Inconnu).

FAYE (F.). *Essai sur les eaux minérales de la ville de Bourbon-l'Archambault,* dédié à monseigneur l'archevêque de Bourges, chancelier-commandeur des ordres du roi, etc., par Faye, médecin, intendant de ces eaux, correspondant de la société royale de Paris, in-12 de 464 pages. — Paris, 1778.

La partie la plus importante de ce livre ne contient que de

courtes observations qui démontrent que toutes les maladies, ou peu s'en faut, *guérissent* par l'usage de ces eaux. Les maladies les plus graves et les plus invétérées cèdent, comme par enchantement, aux bains et aux douches. Il y a peu de préceptes applicables; cependant on y remarque celui-ci, page 135, à propos de l'apoplexie, ou plutôt de la paralysie suite d'apoplexie : « Plus la maladie est récente, plus il est aisé d'y remédier. »

Faye a fort bien apprécié l'action des eaux dans la syphilis. « Elles ne guérissent point cette maladie, mais leur usage aide puissamment à l'action des remèdes appropriés. » — En somme, livre médiocre, qui n'a d'autre but que d'exalter les merveilles de la source de Bourbon.

— *Réponse aux doutes proposés sur la nature et les effets des eaux de Bourbon-l'Archambault.* — Moulins et Paris, 1780, in-12. — (Ne nous est pas connu).

— *Supplément à l'essai sur les eaux minérales de Bourbon-l'Archambault.* Paris, 1787, in-12.

Collection d'observations tout aussi peu concluantes que les précédentes.

Faye (P.-P.). *Nouvel essai sur les eaux thermales de Bourbon-l'Archambault.* — Paris, 1804, in-8 de 220 pag.

Ouvrage détaillé, bien fait, auquel cependant on peut reprocher de nombreuses erreurs volontaires, dans le but de mettre en relief les vertus des eaux de Bourbon. C'est, jusqu'à aujourd'hui, le meilleur livre sur la matière, quoiqu'il ait bien vieilli.

— *Des eaux thermales et minérales de Bourbon-l'Archambault. Propositions.* — Paris, 1804, in-4° de 16 pages. — Thèse de la Faculté de Paris.

Ces propositions sont extraites de l'ouvrage précédent.

— *Notice sur Bourbon-l'Archambault.* — Paris, 1834, in-8 de 35 pag.

Abrégé *du nouvel essai*, fait surtout à l'usage des baigneurs.

LONCHAMP. *Mémoires divers sur les eaux minérales.*

(Annales de chimie et de physique).

RÉGNAULT (E). *Précis descriptif et pratique sur les eaux minéro-thermales et les eaux minérales de Bourbon-l'Archambault.*— Moulins et Paris, 1842, in-8 de 104 pag.

La grande expérience de l'auteur et les nombreuses observations qu'il a recueillies lui permettraient de refaire ce travail qui est incomplet et contient quelques inexactitudes.

—*Eaux thermales de Bourbon-l'Archambault*, de leurs effets dans le traitement des militaires admis à l'hospice en 1843. — Moulins, in-8 de 18 pag.

Rapport sur le premier service militaire fait à Bourbon, adressé à M. l'intendant militaire de la 19e division. C'est le choix de quelques observations saillantes.

Les eaux de Bourbon-l'Archambault sont en outre indiquées dans tous les ouvrages modernes consacrés à l'hydrologie, en général. Citons, entre autres, PATISSIER et BOUTRON-CHARLARD, *Manuel des eaux minérales naturelles*, 2e édit., 1837, 1 vol. in-8.

DURAND FARDEL. *Traité thérapeutique des eaux minérales de France et de l'étranger,* 1 vol. in-8, 1857.

DURAND FARDEL, LEBRET et LEFORT. *Dictionnaire général des eaux minérales,* 1860, 2 vol. in-8.

ROTUREAU. *Des principales eaux minérales de l'Europe, France.* 1 vol. in-8.

Ces divers traités ne contiennent rien d'original. Voir, en outre, les différents dictionnaires de médecine.

NOTE SUR LES EAUX MINÉRALES DE SAINT-PARDOUX ET DE LA TROLLIÈRE.

Nous ne saurions terminer ces études sur les eaux de Bourbon-l'Archambault sans parler en quelques mots de deux sources voisines (distance de 16 à 17 kilom.), dont l'une fournit une eau gazeuse très-recherchée dans le pays, et dont l'autre, quoique peu usitée, pourrait recevoir d'utiles applications.

Saint-Pardoux.

Cette source sort des marnes irisées, au voisinage du granit, et peut-être même au point de contact de ces roches plutoniques avec les terrains sédimentaires. Les environs de la fontaine minérale sont couverts de nombreux fragments de quartz, diversement colorés par le fer ou le manganèse. M. l'ingénieur Daubrée considère les filons quartzeux qu'on rencontre si fréquemment au voisinage des sources minérales comme le résultat d'une ancienne action des eaux, dont les sources actuelles ne sont qu'une continuation.

Nous avons trouvé à l'eau de Saint-Pardoux une *température* de 12°,80, sous une température extérieure de 22°.

L'*aspect* de cette eau, dans le bassin qui la renferme, est jaune, ce qui résulte des matières ocreuses qui en tapissent le fond et les parois. Vue au sortir de la source, elle conserve encore quelque temps une teinte jaunâtre et opaline, mais elle devient, bientôt après, entièrement limpide et incolore.

Nous reconnaissons comme très-probable le *volume* de 200 litres par heure, indiqué par Faye et M. Régnault. Cependant M. Boulanger admet un rendement de 9^{mc},600 par 24 heures. Quoi qu'il en soit, cette source fournit amplement aux besoins de la consommation.

Nous lui avons trouvé une *densité* de 1000,62, après 24 heures d'exposition à l'air.

Son *odeur* est nulle.

Sa *saveur* est aigrelette et légèrement styptique, surtout lorsqu'on la boit à la source. Cette eau s'unit parfaitement au vin. Elle se transporte aisément ; cependant, si le gaz s'en échappe ou qu'elle soit conservée dans un lieu froid et humide, on trouve au fond des bouteilles, suivant M. Régnault, de petites paillettes et de légers flocons ferrugineux. Mais nous pensons que ce phénomène se manifeste constamment, quel que soit le mode de conservation ; nous avons toujours vu ce dépôt ferrugineux au fond des bouteilles, et il résulte de l'accumulation de l'acide carbonique dans l'intervalle qui reste libre entre le verre et le bouchon.

Il existe deux analyses de cette eau, dues à MM. Saladin et Ossian Henry. Voici l'une et l'autre, avec celle de la Trollière, par ce dernier chimiste.

	SAINT-PARDOUX.		LA TROLLIÈRE.	OBSERVATIONS.
	Saladin.	O. Henry.	O. Henry.	
Bicarbonate de chaux (1).	0,065	0,0267	0,0309	(1) Dans l'analyse de M. Henry, les carbonates neutres seraient : Carbon. de chaux. / *Id.* de magnésie. . . . 0.020 ; *Id.* de soude. 0,018
Id. de magnésie (1).	»			
Id. de soude anhydre.	0,075	0,0254	0,0240	
Sulfate de soude. . . .	»	0,0100	0,0180	
Id. de chaux. . . .	»			
Chlorure de sodium. . .	0,085	0,0300	0 0400	
Id. de magnésium. .	»			
Silicate de chaux	0,028	0,0700	0,0600	
Id. d'alumine. . . .				
Oxyde ou crénate de fer.	0,145	0,0200	0,0200	
TOTAUX. . .	0,398	0,1841	0,1929	
Acide carbonique. . . .	2,543	1 vol. 1/6	1 vol. 1/3	

L'analyse de M. Henry est, évidemment, plus complète que celle de M. Saladin, puisque ce dernier ne reconnaît, dans l'eau de Saint-Pardoux, ni sulfates, ni sels de magnésie. Cependant il indique une proportion de principes minéralisateurs supérieure à celle qui résulte des recherches de M. Henry, et c'est probablement à tort. Il est évident qu'il a notablement exagéré la présence du fer ; avec une moindre proportion que celle qu'il admet, ce liquide aurait contracté une saveur atramentaire fort désagréable, ce qui n'est point.

Ces eaux, on le voit, ont une grande analogie avec celles de Pougues, Châteldon, Saint-Galmier, mais leur minéralisation est plus faible, et bien qu'elles offrent un volume supérieur de gaz acide carbonique, leurs bicarbonates étant en proportion inférieure, elles en laissent, en réalité, dégager de moindres quantités.

La Trollière.

Cette source offre, ainsi qu'on l'a généralement reconnu, de grandes analogies avec la précédente. Une distance de 1200^{m} environ les sépare. Elle sort aussi des marnes irisées.

Les parois du bassin qui la renferme sont garnies de rares conferves et d'une couche boueuse ocracée, qui donne un aspect jaunâtre à l'eau; mais, vue à l'extérieur et sous un petit volume, celle-ci est claire et limpide.

La Trollière laisse dégager des bulles gazeuses en plus grande abondance que Saint-Pardoux, mais nous n'avons pas vu « ces bulles de la grosseur d'un œuf qui viennent, à chaque instant, éclater avec bruit à la surface de l'eau », suivant M. Régnault. Nous avons vu, au contraire, l'émission gazeuse s'opérer avec beaucoup de calme et de régularité.

Ce médecin signale encore « l'odeur d'œufs pourris que répandent ces grosses bulles et qui caractérise le gaz hydrogène sulfuré ». Nous sommes forcé de reconnaître que nous n'avons rien vu, rien senti, ni à la source, ni sur les bords, ni le long du canal qui sert à son écoulement, qui indique la présence d'un gaz sulfureux (1); d'ailleurs, l'analyse chimique, que nous avons reproduite plus haut, concourt au même résultat.

Cependant M. Régnault a écrit la phrase suivante, à laquelle M. Caillat, inspecteur adjoint, donne entière approbation : « L'état sulfureux de La Trollière semble dépendre de réactions opérées entre les sulfates et quelques matières organiques, débris de conferves; il est aussi dû à ce que l'acide carbonique, en grand excès, déplace sans cesse le gaz sulfhydrique et en rend l'odeur manifeste; mais, quelle que soit l'origine de ce gaz, sa présence n'en est pas moins du plus grand intérêt pour la thérapeutique. »

Nous ne saurions, assurément, révoquer en doute la justesse des observations faites par deux médecins de la valeur de MM. Régnault et Caillat; nous admettons donc, sans réserve, leur assertion, quelqu'opposée qu'elle paraisse être à la nôtre. Mais ces deux opinions sont parfaitement conciliables : M. Régnault reconnaît La Trollière comme une

(1) M. Dujardin, professeur agrégé à l'Ecole impériale du Val-de-Grâce, qui faisait partie de notre excursion à Saint-Pardoux et à La Trollière (15 juillet 1858), n'a pas éprouvé d'autres sensations que les nôtres, et est resté, comme nous, bien convaincu que cette source n'est pas sulfureuse.

source *sulfureuse accidentelle ;* ne conviendrait-il pas plutôt de dire qu'elle est *accidentellement accidentelle*, puisque, selon l'époque à laquelle on la visite, elle peut être ou n'être pas sulfureuse ?

Sa saveur, analogue à celle de Saint-Pardoux, est un peu plus ferrugineuse, mais quelques personnes la préfèrent et la trouvent plus agréable. Suivant Faye (Notice de 1834), La Trollière contient un peu plus de gaz acide carbonique, mais plus de carbonate calcaire et un peu de carbonate de magnésie lui donnant un goût fade, qui justifie la préférence qu'on accorde généralement à Saint-Pardoux. Ce médecin ne mentionne pas l'existence d'un principe sulfureux.

Nous avons noté la température de cette source à 13°,58, un peu supérieure à celle de sa voisine (12°,80).

L'eau de La Trollière appartient donc, bien évidemment, à la même nappe que Saint-Pardoux, dont elle semble partager toutes les propriétés, sauf quelques légères différences dans la proportion des agents minéralisateurs. Suivant M. Boulanger, ces deux eaux sont tout à fait de même nature, et cet ingénieur ne parle nullement de la sulfuration de la première. Leur abondance est à peu près égale, mais Saint-Pardoux suffisant aux besoins de la consommation, La Trollière est à peine exploitée. Pendant quelque temps, on expédiait de ses eaux à Bourbon, mais on y a renoncé ; il paraît qu'elles contractent facilement, en bouteille, une odeur hépatique qui a dû contribuer à les faire considérer comme eaux sulfureuses (1).

(1) Pendant que ce travail était à l'impression, nous avons reçu de M. Bolu, chef du service médical de l'établissement militaire de Bourbon-l'Archambault, depuis 1859, une lettre qui contient le passage suivant : « Permettez-moi d'appeler votre attention toute spéciale sur ces deux sources (Saint-Pardoux et La Trollière), que vous représentez comme presque identiques, et qui ne me paraissent pas, cependant, avoir la moindre ressemblance : aspect, saveur, odeur, volume des gaz qui se dégagent, tout me paraît différer dans ces eaux que j'ai visitées avec un docteur en médecine et un habitant de Bourbon, dans le courant de juillet 1860. Les pourtours du bassin sont noirâtres à La Trollière, ocracés à Saint-Pardoux ; dans les eaux limpides du premier montent incessamment de grosses bulles : ces eaux donnent une odeur sulfureuse prononcée et une saveur marquée d'œufs pourris. Le con-

Nous pensons qu'il y a peu de choses à dire sur les propriétés thérapeutiques de ces eaux. Nous exclurons la sulfuration comme condition d'activité des eaux de La Trollière, puisqu'elle est variable et peut même entièrement disparaître. L'opinion a, d'ailleurs, fait, comme nous, justice des nombreuses propriétés curatives qu'on leur accordait *à priori*. Il reste donc, pour ces deux sources, l'action qui leur est commune avec toutes les eaux bicarbonatées ferrugineuses. Mais nous savons déjà que plusieurs possèdent cette action à un plus haut degré et qu'on ne saurait ainsi recommander l'exportation au loin des eaux qui nous occupent. Ce sont, cependant, d'utiles auxiliaires à la cure hydro-minérale de Bourbon. Elles sont apéritives et peuvent être employées avec avantage dans les dyspepsies et certaines formes de névrose gastrique, peut-être même dans certaines affections atoniques des voies urinaires. La présence du fer doit les rendre utiles dans l'anémie et la chlorose. Mais nous leur contestons des propriétés énergiques, et nous ne saurions admettre, avec M. Régnault, qu'on emploie l'eau de Saint-Pardoux « avec un succès constant dans les *engorgements*

---

traire a lieu à Saint-Pardoux. Etonné de ces différences, je me demandais si je voyais bien les mêmes sources que vous aviez visitées vous-même, en 1858, avec M. Dujardin. Vous affirmez avoir bien vu ce que vous avez vu ; mais je vous assure, de mon côté, que je n'ai été nullement influencé par les assertions de MM. Régnault, Caillat ou autres. Si vous publiez vos notes telles qu'elles sont consignées dans le rapport que vous m'avez communiqué, je crois pouvoir vous annoncer de vives et, très-probablement, de victorieuses contradictions. »

Nous remercions sincèrement notre collègue d'avoir bien voulu nous éclairer du résultat de ses observations, que nous croyons parfaitement justes, comme celles des médecins que nous avons cités. Mais les remarques judicieuses de M. Bolu ne peuvent rien changer à ce que nous déclarons avoir vu. Elles ne peuvent que nous confirmer dans l'opinion émise plus haut, que La Trollière ne saurait être considérée que comme une source sulfureuse *accidentellement accidentelle*. Nous ferons encore observer à ce sujet que notre visite à ces eaux a été faite dans le cours d'un été sec et chaud, et que M. Bolu les a vues pendant un été froid et humide. — Ces différences de conditions météorologiques suffisent peut-être pour expliquer les différences de nos observations. Le sujet nous semble assez intéressant pour mériter de nouvelles recherches.

des viscères abdominaux, dans l'*œdème* et l'*anasarque* qu'entraînent les fièvres intermittentes, dans l'*ascite* et l'*hydropisie enkystée de l'ovaire*, dans toutes les *leucophlegmasies* où il faut stimuler les organes excrétoires, provoquer l'expulsion de la sérosité accumulée et ramener le sang à sa composition normale, en introduisant dans la circulation une grande proportion de principes ferrugineux. »

Ce sont, pour le dire en terminant, d'agréables eaux hygiéniques, mais on peut à peine les considérer comme des eaux médicamenteuses.

Bibliographie.

PERREAU (P.). *La singulière vertu de la fontaine de Saint-Pardouls en Bourbonnais.* Paris, 1600, in-8° (ne nous est pas connu).

Consulter le *Précis descriptif* de M. Régnault, ci-dessus indiqué.

Le *Dictionnaire d'hydrologie médicale* a consacré deux courts articles à ces deux sources.

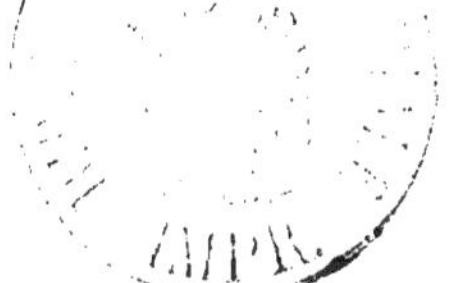

www.ingramcontent.com/pod-product-compliance
Ingram Content Group UK Ltd.
Pitfield, Milton Keynes, MK11 3LW, UK
UKHW020411180726
13839UKWH00003B/1298

9 782329 482545